Alimentos que necesita tu piel mixta

- **Áloe vera:** vitaminas A, C y E, ácido salicílico, polisacáridos, calcio, cromo, selenio, zinc, magnesio y potasio (3 cucharadas diarias en un batido o zumo)
- **Avena:** vitamina B y E, polisacáridos, zinc, hierro, fibra, calcio, sílice y magnesio (hasta 100gr al día)
- **Alubias verdes y vainas:** proteínas, zinc, fibra, hierro, vitaminas B y potasio (una ración de 85gr 3 veces por semana)
- **Semillas de Chía:** omega 3, fibra y magnesio (2/3 cucharaditas al día)
- **Verduras de hoja verde:** fibra, vitamina c, betacaroteno, quercetina, clorofila y omega 3 (85gr. Al día)
- **Frutos secos:** nueces y anacardos. Omegas, proteínas, azufre (hasta 2 cucharadas diarias)
- **Yogur y kefir:** proteínas, calcio, vitamina B y potasio (hasta 250gr diarios)
- **Algas:** omega 3 y 6, vitamina b6, yodo, calcio, hierro, carotenoides. (1 cucharadita de algas secas diària para aderezar la comida)
- **Limón:** vitamina C, folato, (exprimir un chierito en agua, zumos y aderezos)
- **Espirulina:** proteínas, antioxidantes, ácidos grasos esenciales, vitaminas B, calcio (1/4 de cucharadita al día y aumentar poco a poco hasta una cucharadita)

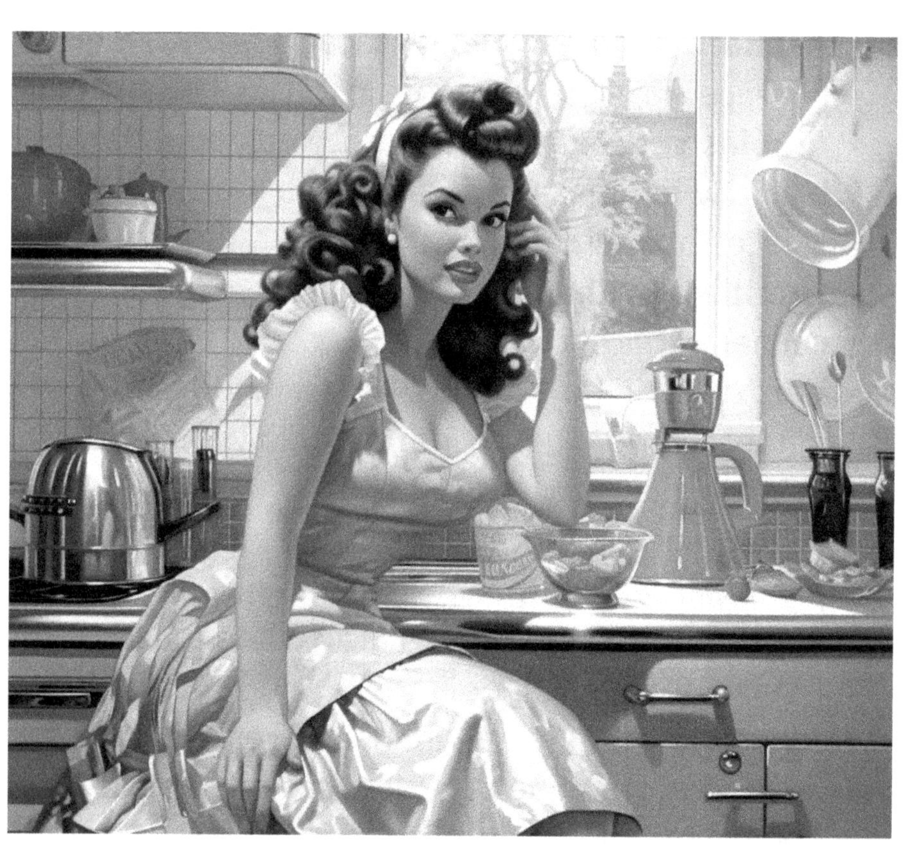

Ejemplo de menú semanal

Desayunos:

1. Batido de Frutas y Semillas:
   - Ingredientes: Plátano, fresas, semillas de chía, yogurt
2. Avena con Frutos Secos:
   - Ingredientes: Avena cocida, nueces, anacardos, leche.
3. Tortilla de Verduras:
   - Ingredientes: Huevos, espinacas, alubias verdes.
4. Yogur con Frutas y Algas:
   - Ingredientes: Yogur, kiwi, algas.
5. Smoothie de Aloe Vera:
   - Ingredientes: Aloe vera, piña, espinacas, agua.
6. Tostadas de Aguacate:
   - Ingredientes: Pan integral, aguacate, limón.
7. Espirulina en Batido Verde:
   - Ingredientes: Espirulina, manzana, espinacas, agua.

Ejemplo de menú semanal

Comidas:
1. Ensalada de Hojas Verdes y Alubias:
   - Ingredientes: Lechuga, espinacas, alubias verdes, aderezo con limón.
2. Sopa de Algas y Verduras:
   - Ingredientes: Algas, zanahorias, calabacines, espinacas.
3. Aloe Vera con Pollo a la Parrilla:
   - Ingredientes: Pechuga de pollo a la parrilla, aloe vera.
4. Pasta Integral con Pesto de Espirulina:
   - Ingredientes: Pasta integral, espirulina, albahaca, nueces.
5. Curry de Verduras con Yogur:
   - Ingredientes: Verduras al curry, yogur, arroz integral.
6. Bowl de Quinoa con Frutos Secos:
   - Ingredientes: Quinoa, nueces, anacardos, frutas frescas.
7. Wrap de Algas con Salmón:
   - Ingredientes: Algas, salmón, aguacate, limón.

Ejemplo de menú semanal

Cenas:

1. Sopa de Alubias y Verduras:
   - Ingredientes: Alubias verdes, zanahorias, espinacas, caldo de verduras.
2. Ensalada de Algas y Atún:
   - Ingredientes: Algas, atún, tomate, pepino.
3. Aloe Vera con Tofu Salteado:
   - Ingredientes: Tofu salteado, aloe vera, quinoa.
4. Pescado al Horno con Limón:
   - Ingredientes: Filete de pescado, limón, hierbas.
5. Espirulina en Ensalada de Frutas:
   - Ingredientes: Espirulina, fresas, kiwi, piña.
6. Arroz Integral con Verduras Asadas:
   - Ingredientes: Arroz integral, verduras asadas, salsa de limón.
7. Sopa de Lentejas con Verduras:
   - Ingredientes: Lentejas, zanahorias, espinacas, caldo de verduras.

Ejemplo de menú semanal

Snacks:

1. Frutas con Nueces:
   - Ingredientes: Manzanas, peras, nueces.
2. Palitos de Zanahoria con Hummus:
   - Ingredientes: Zanahorias, hummus.
3. Batido de Yogur y Frutas:
   - Ingredientes: Yogur, plátano, bayas.
4. Aguacate en Tostadas de Centeno:
   - Ingredientes: Aguacate, pan de centeno.
5. Galletas de Avena y Chía:
   - Ingredientes: Avena, semillas de chía, miel.
6. Almendras con Arándanos Secos:
   - Ingredientes: Almendras, arándanos secos.
7. Trozos de Aloe Vera con Limón:
   - Ingredientes: Aloe vera, limón

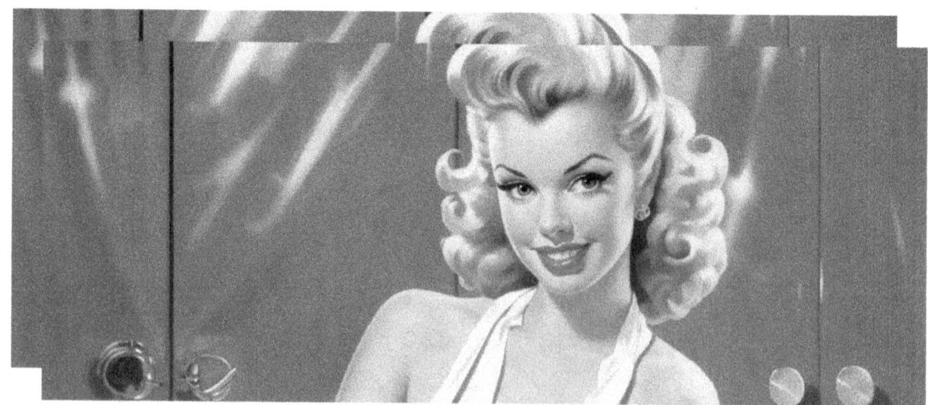

Ejemplo de menú Vegetal semanal

Desayunos:

1. Batido de Frutas y Semillas:
   - Ingredientes: Plátano, fresas, semillas de chía, yogur vegano.
2. Avena con Frutos Secos:
   - Ingredientes: Avena cocida, nueces, anacardos, leche vegetal.
3. Tortilla de Verduras:
   - Ingredientes: Tofu, espinacas, alubias verdes.
4. Yogur de Almendras con Frutas y Algas:
   - Ingredientes: Yogur de almendras, kiwi, algas.
5. Smoothie de Aloe Vera:
   - Ingredientes: Aloe vera, piña, espinacas, agua.
6. Tostadas de Aguacate:
   - Ingredientes: Pan integral, aguacate, limón.
7. Espirulina en Batido Verde:
   - Ingredientes: Espirulina, manzana, espinacas, agua.

Ejemplo de menú Vegetal semanal

Comidas:

1. Ensalada de Hojas Verdes y Alubias:
   - Ingredientes: Lechuga, espinacas, alubias verdes, aderezo con limón.
2. Sopa de Algas y Verduras:
   - Ingredientes: Algas, zanahorias, calabacines, espinacas.
3. Aloe Vera con Tofu Salteado:
   - Ingredientes: Tofu salteado, aloe vera, quinoa.
4. Pasta Integral con Pesto de Espirulina:
   - Ingredientes: Pasta integral, espirulina, albahaca, nueces.
5. Curry de Verduras con Yogur Vegano:
   - Ingredientes: Verduras al curry, yogur vegano, arroz integral.
6. Bowl de Quinoa con Frutos Secos:
   - Ingredientes: Quinoa, nueces, anacardos, frutas frescas.
7. Wrap de Algas con Aguacate:
   - Ingredientes: Algas, aguacate, limón.

Ejemplo de menú Vegetal semanal

Cenas:

1. Sopa de Alubias y Verduras:
   - Ingredientes: Alubias verdes, zanahorias, espinacas, caldo de verduras.
2. Ensalada de Algas y Tofu:
   - Ingredientes: Algas, tofu, tomate, pepino.
3. Aloe Vera con Tofu Salteado:
   - Ingredientes: Tofu salteado, aloe vera, quinoa.
4. Pasta de Trigo Integral con Verduras Asadas:
   - Ingredientes: Pasta de trigo integral, verduras asadas, salsa de limón.
5. Espirulina en Ensalada de Frutas:
   - Ingredientes: Espirulina, fresas, kiwi, piña.
6. Arroz Integral con Verduras Salteadas:
   - Ingredientes: Arroz integral, verduras salteadas, salsa de soja.
7. Sopa de Lentejas con Verduras:
   - Ingredientes: Lentejas, zanahorias, espinacas, caldo de verduras.

Ejemplo de menú Vegetal semanal

Snacks:

1. Frutas con Nueces:
   - Ingredientes: Manzanas, peras, nueces.
2. Palitos de Zanahoria con Hummus:
   - Ingredientes: Zanahorias, hummus.
3. Batido de Yogur Vegano y Frutas:
   - Ingredientes: Yogur vegano, plátano, bayas.
4. Galletas de Avena y Chía:
   - Ingredientes: Avena, semillas de chía, miel vegana.
5. Almendras con Arándanos Secos:
   - Ingredientes: Almendras, arándanos secos.

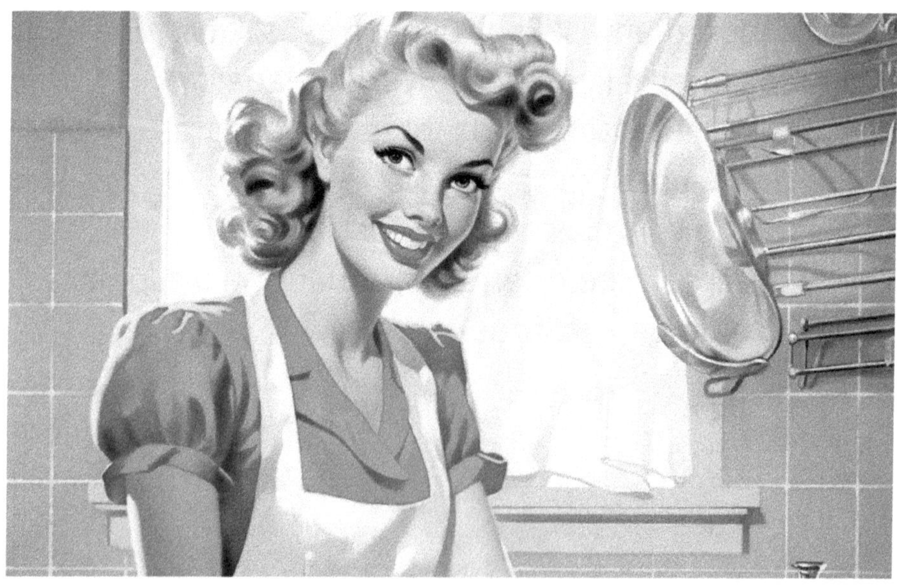

Comidas

Batido de Frutas y Semillas:

Ingredientes:
- 1 plátano maduro
- 1 taza de fresas frescas
- 1 cucharada de semillas de chía
- 1 taza de yogur (puedes usar yogur vegano para una opción vegana)

Instrucciones:
1. Pelar y cortar el plátano en trozos.
2. Lavar y preparar las fresas.
3. En una licuadora, combinar el plátano, las fresas, las semillas de chía y el yogur.
4. Mezclar todos los ingredientes a alta velocidad hasta obtener una textura suave y cremosa.
5. Verter el batido en un vaso y disfrutar de este delicioso y nutritivo batido de frutas y semillas.

Consejo adicional:
Añade hielo si prefieres una consistencia más fresca.

Avena con Frutos Secos:

Ingredientes:
- 1 taza de avena cocida
- 2 cucharadas de nueces, picadas
- 2 cucharadas de anacardos, troceados
- 1/2 taza de leche (puedes usar leche vegetal para una opción vegana)

Instrucciones:
1. Cocina la avena según las instrucciones del paquete hasta que esté tierna y con la consistencia deseada.
2. Mientras la avena se cocina, trocea finamente las nueces y los anacardos.
3. Una vez que la avena esté lista, agrega las nueces y los anacardos a la mezcla.
4. Vierte la leche sobre la avena y los frutos secos, mezcla bien.
5. Sirve caliente y disfruta de esta reconfortante y nutritiva avena con frutos secos.

Consejo adicional:
Puedes endulzar tu avena con un poco de miel o jarabe de arce, y añadir frutas frescas como plátano o bayas para un toque extra de sabor y beneficios para la piel.

Tortilla de Verduras:

Ingredientes:
- 3 huevos
- 1 taza de espinacas frescas, lavadas y picadas
- 1/2 taza de alubias verdes cocidas, cortadas en trozos pequeños

Instrucciones:
1. En una sartén antiadherente, saltea las espinacas y las alubias verdes hasta que estén tiernas y ligeramente doradas. Reserva.
2. En un tazón, bate los huevos hasta obtener una mezcla homogénea.
3. Agrega las espinacas y alubias verdes salteadas a los huevos batidos, mezclando bien para distribuir uniformemente las verduras.
4. Calienta otra vez la sartén a fuego medio y vierte la mezcla de huevo y verduras.
5. Cocina la tortilla a fuego medio-bajo hasta que los bordes estén dorados y el centro esté firme.
6. Con ayuda de una espátula, voltea la tortilla con cuidado para cocinar el otro lado hasta que esté completamente cocida.
7. Sirve caliente, corta en porciones y disfruta de esta deliciosa tortilla de verduras, perfecta para un desayuno nutritivo o una comida ligera.

Consejo adicional:
Acompaña la tortilla con una salsa fresca de tomate o aguacate para resaltar los sabores.

Yogur con Frutas y Algas:

Ingredientes:
- 1 taza de yogur (puedes elegir yogur vegano)
- 2 kiwis, pelados y cortados en rodajas
- 1 pizca de algas secas

Instrucciones:
1. En un tazón, coloca el yogur, asegurándote de que esté a temperatura ambiente.
2. Añade las rodajas de kiwi al yogur, distribuyéndolas de manera uniforme.
3. Con delicadeza, espolvorea una pizca de algas secas sobre la mezcla de yogur y kiwi.
4. Revuelve suavemente para combinar todos los ingredientes, asegurándote de que las algas se mezclen de manera uniforme.
5. Deja reposar la mezcla durante unos minutos para que los sabores se integren.
6. Sirve en un tazón o vaso, y disfruta de esta combinación única de yogur, kiwi y algas.

Consejo adicional:
Experimenta con diferentes tipos de algas para variar los sabores y nutrientes. Esta receta es una opción refrescante y cargada de nutrientes para apoyar la salud de tu piel.

Smoothie de Aloe Vera:

Ingredientes:
- 1 hoja de aloe vera (asegúrate de comprarla ya preparada en una tienda de alimentación)
- 1 taza de piña fresca, cortada en trozos
- 1 taza de espinacas frescas, lavadas
- 1/2 taza de agua

Instrucciones:
1. Prepara la hoja de aloe vera.
2. En una licuadora, agrega el gel de aloe vera, los trozos de piña, las espinacas y el agua.
3. Licúa todos los ingredientes a alta velocidad hasta obtener una mezcla suave y homogénea.
4. Verifica la consistencia del smoothie; si es necesario, puedes ajustar la cantidad de agua según tu preferencia.
5. Sirve en un vaso y disfruta de este refrescante smoothie de aloe vera.

Consejo adicional:
Si lo prefieres más frío, puedes agregar hielo antes de licuar. Este smoothie no solo es una deliciosa bebida, sino que también aporta nutrientes esenciales para el cuidado de tu piel.

Tostadas de Aguacate:

Ingredientes:
- 2 rebanadas de pan integral
- 1 aguacate maduro
- 1 limón (para extraer jugo)

Instrucciones:
1. Tuesta las rebanadas de pan integral hasta que estén doradas y crujientes.
2. Mientras las tostadas se enfrían ligeramente, corta el aguacate por la mitad y retira el hueso.
3. Con una cuchara, extrae la pulpa del aguacate y úntala generosamente sobre las tostadas.
4. Exprime unas gotas de jugo de limón fresco sobre el aguacate untado, proporcionando un toque cítrico fresco.
5. Puedes esparcir el aguacate de manera uniforme con la ayuda de un tenedor para cubrir toda la superficie de las tostadas.
6. Sirve las tostadas de aguacate en un plato y disfruta de este sencillo y delicioso desayuno o merienda.

Consejo adicional:
Añade un toque de sal y pimienta al gusto, o incluso agrega hojuelas de chile para un poco de picante. Estas tostadas son una opción nutritiva y satisfactoria que no solo es deliciosa, sino también beneficiosa para la salud de tu piel.

Espirulina en Batido Verde:

Ingredientes:
- 1 cucharadita de espirulina en polvo
- 1 manzana, cortada en trozos
- 1 taza de espinacas frescas, lavadas
- 1 taza de agua

Instrucciones:
1. En una licuadora, coloca la cucharadita de espirulina en polvo.
2. Agrega los trozos de manzana, asegurándote de haber retirado las semillas y el corazón.
3. Incorpora las espinacas frescas, proporcionando un impulso de nutrientes verdes.
4. Vierte la taza de agua sobre los ingredientes en la licuadora.
5. Licúa todos los ingredientes a alta velocidad hasta obtener un batido verde suave y homogéneo.
6. Verifica la consistencia y añade más agua si es necesario, según tu preferencia.

Consejo adicional:
Puedes endulzar el batido agregando miel o jarabe de arce, o incluso añadir un puñado de hielo para una textura más fresca. Este batido no solo es una explosión de color, sino también una manera deliciosa de incorporar la espirulina, rica en nutrientes, en tu dieta diaria para el cuidado de la piel.

Ensalada de Hojas Verdes y Alubias:
Ingredientes:
- 2 tazas de lechuga, lavada y cortada en trozos
- 1 taza de espinacas frescas, lavadas
- 1/2 taza de alubias verdes cocidas, cortadas en trozos
- Aderezo con limón (jugo de medio limón, aceite de oliva, sal y pimienta al gusto)

Instrucciones:
1. En un tazón grande, combina las hojas de lechuga y espinacas, asegurándote de que estén bien lavadas y secas.
2. Agrega las alubias verdes cocidas al tazón, distribuyéndolas de manera uniforme para obtener una mezcla equilibrada.
3. En un recipiente pequeño, prepara el aderezo mezclando el jugo de medio limón con una cucharada de aceite de oliva, sal y pimienta al gusto.
4. Rocía el aderezo sobre la ensalada y mezcla suavemente para asegurar que todas las hojas y alubias estén bien cubiertas.
5. Sirve la ensalada en platos individuales y disfruta de esta combinación refrescante de hojas verdes y alubias, realzada con el toque cítrico del aderezo de limón.
Consejo adicional:
Puedes agregar nueces o semillas para un toque crujiente, o incluso queso vegano desmenuzado para variar los sabores. Esta ensalada es una opción ligera y nutritiva que proporciona una variedad de vitaminas y minerales para mantener la salud de tu piel.

Sopa de Algas y Verduras:

Ingredientes:
- 1/4 taza de algas secas (como wakame o nori)
- 2 zanahorias, peladas y cortadas en rodajas finas
- 1 calabacín, cortado en cubos
- 2 tazas de espinacas frescas, lavadas

Instrucciones:
1. En un tazón, coloca las algas secas y cúbrelas con agua caliente. Deja reposar durante unos minutos para que se rehidraten.
2. Mientras las algas se rehidratan, prepara las zanahorias, el calabacín y las espinacas.
3. En una olla grande, agrega las algas rehidratadas junto con el agua en la que se remojaron.
4. Añade las rodajas de zanahoria y los cubos de calabacín a la olla, y lleva a ebullición a fuego medio-alto.
5. Reduce el fuego y deja cocinar a fuego lento hasta que las zanahorias y el calabacín estén tiernos.
6. Agrega las espinacas a la sopa y cocina por unos minutos hasta que se marchiten.
7. Prueba la sopa y ajusta la sazón según sea necesario.
Consejo adicional:
Para un toque adicional de sabor, puedes añadir hierbas frescas como cilantro o cebollín antes de servir. Esta sopa de algas y verduras es una opción reconfortante y llena de nutrientes que no solo es deliciosa sino también beneficiosa para la salud de tu piel.

Aloe Vera con Pollo a la Parrilla:
Ingredientes:
- 2 pechugas de pollo a la parrilla
- 2 hojas de aloe vera (asegúrate de comprarla ya preparada en una tienda de alimentación)

Instrucciones:
1. Comienza preparando las pechugas de pollo a la parrilla según tu preferencia, asegurándote de que estén cocidas y jugosas.
2. Mientras el pollo se cocina, corta las hojas de aloe vera y extrae cuidadosamente el gel, evitando cualquier residuo de la piel.
3. Una vez que el pollo esté listo, coloca las pechugas en un plato o tabla de cortar.
4. Unta generosamente el gel de aloe vera sobre las pechugas de pollo, cubriéndolas de manera uniforme.
5. Deja que el pollo repose durante unos minutos para que absorba los beneficios del aloe vera y se mezclen los sabores.
6. Sirve las pechugas de pollo a la parrilla con aloe vera y disfruta de esta combinación única de sabores y propiedades saludables.
Consejo adicional:
Puedes espolvorear hierbas frescas como perejil o cilantro sobre el pollo para un toque aromático. Esta receta no solo proporciona un plato delicioso y jugoso, sino que también incorpora las propiedades hidratantes y nutritivas del aloe vera para el cuidado de la piel.

Pasta Integral con Pesto de Espirulina:

Ingredientes:
- 250 g de pasta integral
- 1 cucharadita de espirulina en polvo
- 2 tazas de hojas de albahaca fresca
- 1/2 taza de nueces
- 1/2 taza de queso vegano rallado (opcional)
- 1/2 taza de aceite de oliva
- Sal y pimienta al gusto

Instrucciones:
1. Cocina la pasta integral según las indicaciones del paquete. Escúrrela y reserva.
2. Mientras la pasta se cocina, prepara el pesto de espirulina. En una licuadora, combina la espirulina, las hojas de albahaca, las nueces y el queso vegano (si lo estás utilizando).
3. Agrega el aceite de oliva a la licuadora y mezcla todo hasta obtener una consistencia suave y homogénea. Ajusta la sal y la pimienta al gusto.
4. En un tazón grande, mezcla la pasta cocida con el pesto de espirulina, asegurándote de que cada pieza de pasta esté bien cubierta.
5. Sirve la pasta en platos individuales y, si lo deseas, espolvorea un poco más de queso vegano y nueces por encima.
6. Disfruta de esta deliciosa y nutritiva pasta integral con pesto de espirulina, una opción llena de sabor y beneficios para la salud.

Consejo adicional:
Puedes agregar tomates cherry cortados por la mitad o espinacas frescas para aumentar la frescura de la receta.

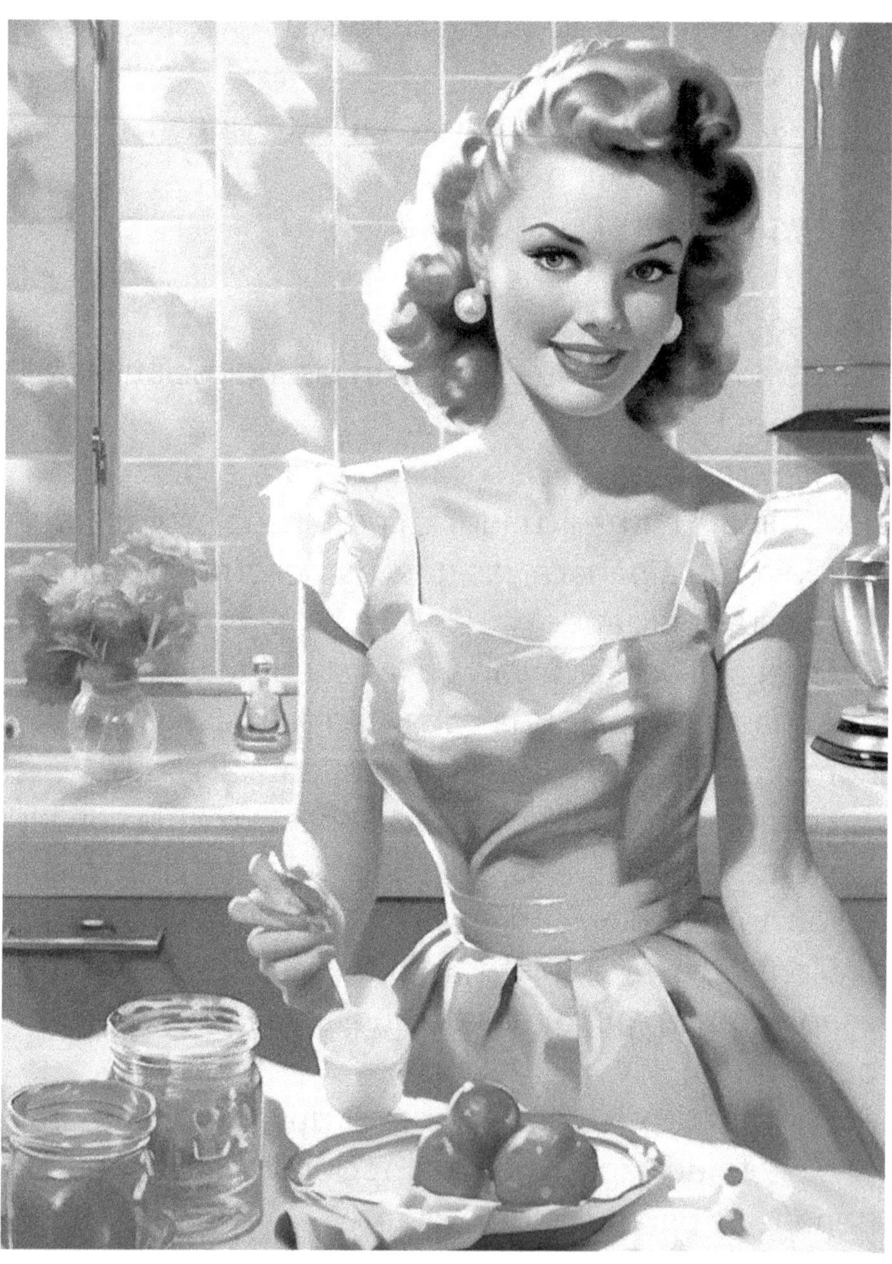

Curry de Verduras con Yogur:
Ingredientes:
- 2 tazas de verduras al curry (puedes incluir zanahorias, brócoli, garbanzos, etc.)
- 1 taza de yogur natural (puedes optar por yogur vegano)
- 1 taza de arroz integral, cocido

Instrucciones:
1. Prepara las verduras al curry de acuerdo a tu receta favorita. Puedes utilizar una mezcla de zanahorias, brócoli, garbanzos u otras verduras de tu elección.
2. Mientras las verduras se cocinan, prepara el arroz integral siguiendo las indicaciones del paquete. Reserva.
3. Una vez que las verduras al curry estén listas, ajusta el sazón según tu preferencia.
4. En un tazón grande, sirve una porción de arroz integral en el centro.
5. Coloca las verduras al curry sobre el arroz de manera artística, creando una presentación atractiva.
6. Añade una generosa cucharada de yogur en la parte superior de las verduras al curry, agregando un toque cremoso y refrescante.
7. Puedes espolvorear hierbas frescas, como cilantro, por encima para un toque adicional de frescura y aroma.
8. Sirve inmediatamente y disfruta de este delicioso curry de verduras con yogur sobre arroz integral.

Consejo adicional:

Acompaña este plato con pan naan o chapati para una experiencia culinaria completa. Esta receta no solo es sabrosa y satisfactoria, sino que también proporciona una combinación equilibrada de verduras, proteínas y carbohidratos integrales.

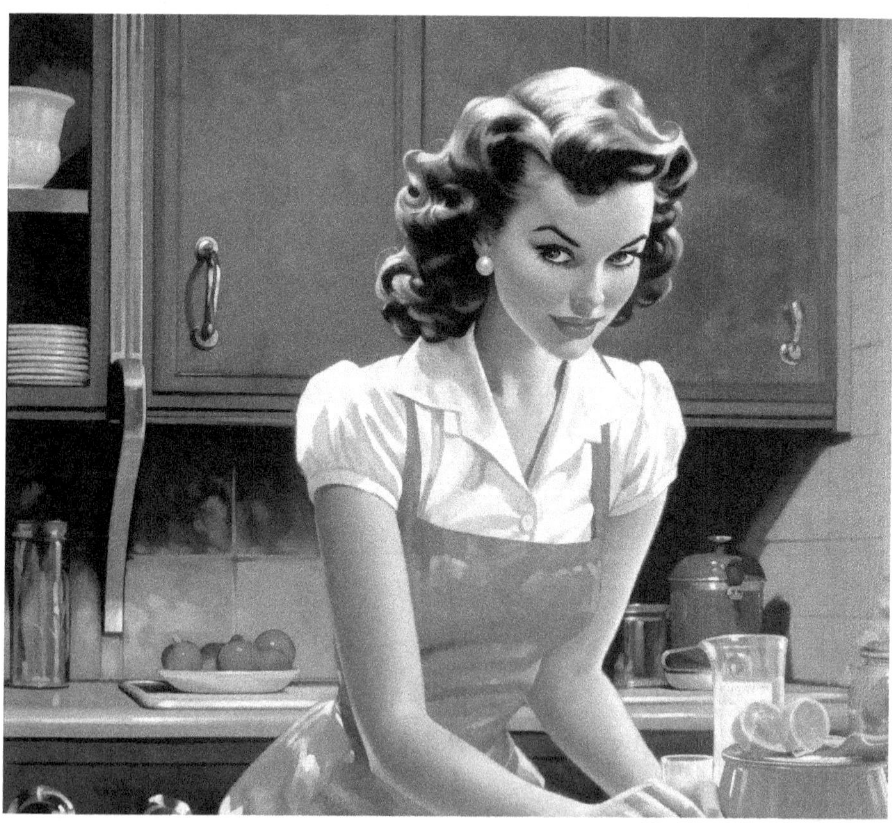

Bowl de Quinoa con Frutos Secos:

Ingredientes:
- 1 taza de quinoa, lavada y cocida
- 1/4 taza de nueces, picadas
- 1/4 taza de anacardos, troceados
- Frutas frescas de tu elección (fresas, arándanos, plátano, etc.)

Instrucciones:
1. Enjuaga bien la quinoa bajo agua fría y cocina según las indicaciones del paquete. Asegúrate de que esté bien cocida pero aún firme.
2. Mientras la quinoa se cocina, pica las nueces y los anacardos en trozos pequeños.
3. En un tazón grande, coloca la quinoa cocida en el fondo como base.
4. Espolvorea las nueces y los anacardos picados sobre la quinoa, distribuyéndolos uniformemente.
5. Añade las frutas frescas cortadas en trozos sobre la capa de frutos secos.
6. Puedes esparcir algunas hojas de menta o hierbabuena para un toque adicional de frescura.
7. Mezcla suavemente todos los ingredientes en el tazón para que los sabores se combinen.
8. Sirve inmediatamente y disfruta de este nutritivo y delicioso bowl de quinoa con frutos secos y frutas frescas.

Consejo adicional:
Puedes personalizar este bowl añadiendo un chorrito de miel o jarabe de arce para endulzar, o incluso una pizca de canela para un toque aromático. Este plato no solo es visualmente atractivo, sino que también es una opción rica en proteínas, fibra y nutrientes esenciales.

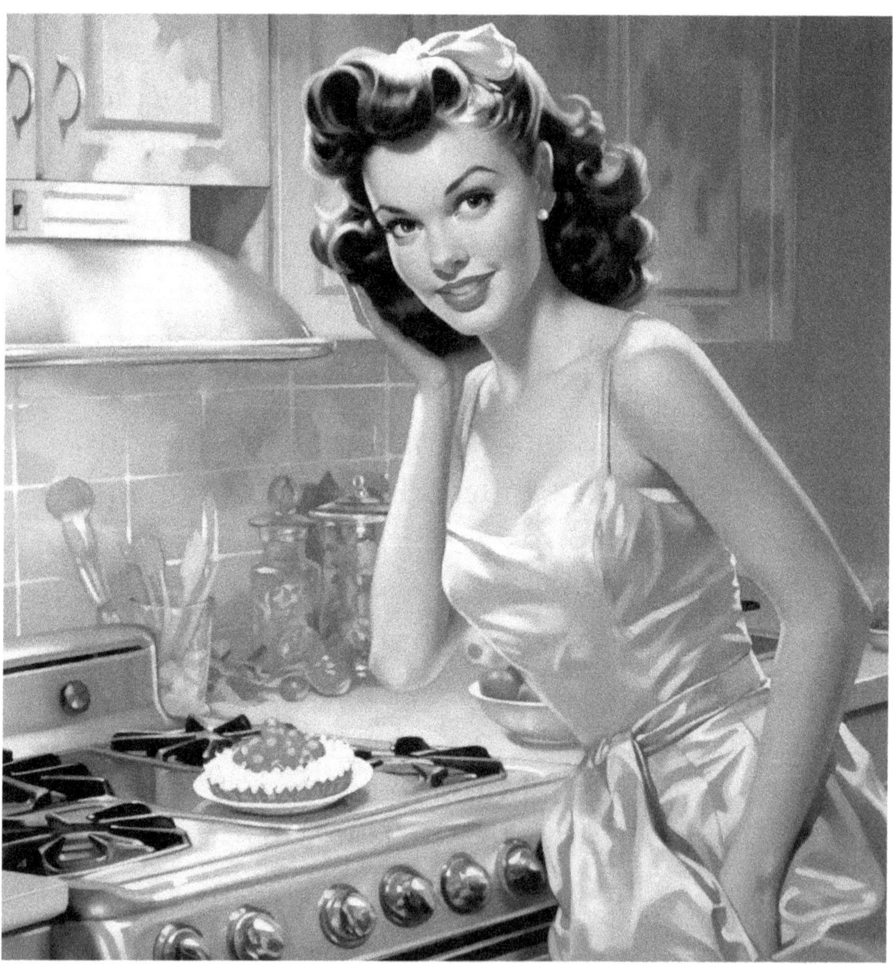

Wrap de Algas con Salmón:

Ingredientes:
- 4 hojas de algas nori
- 200 g de salmón fresco, asado o a la parrilla
- 1 aguacate maduro, cortado en rodajas
- Jugo de 1 limón

Instrucciones:

1. Coloca una hoja de alga nori en una superficie plana.

2. Distribuye uniformemente las rodajas de salmón asado en el centro de la hoja de alga.

3. Coloca las rodajas de aguacate sobre el salmón, creando una capa fresca y cremosa.

4. Exprime el jugo de limón sobre el salmón y el aguacate para realzar los sabores.

5. Dobla los extremos de la hoja de alga hacia el centro, comenzando a enrollar desde la parte inferior para formar un wrap.

6. Repite este proceso con las otras hojas de alga y los ingredientes restantes.

7. Con un cuchillo afilado, corta cada rollo por la mitad en un ángulo para obtener porciones más manejables.

8. Sirve los wraps de algas con salmón en un plato y acompaña con salsa de soja para mojar si lo deseas.

Consejo adicional:

Puedes agregar ingredientes adicionales como pepino, zanahorias ralladas o rábanos para variar la textura y sabor. Este wrap es una opción ligera y llena de nutrientes, proporcionando una combinación deliciosa de sabores marinos y frescos.

Sopa de Alubias y Verduras:

Ingredientes:
- 1 taza de alubias verdes, cortadas en trozos
- 2 zanahorias, peladas y cortadas en rodajas
- 2 tazas de espinacas frescas, lavadas
- 4 tazas de caldo de verduras

Instrucciones:
1. En una olla grande, calienta el caldo de verduras a fuego medio.
2. Añade las alubias verdes cortadas y las rodajas de zanahoria a la olla.
3. Cocina a fuego lento hasta que las alubias y las zanahorias estén tiernas, pero aún conserven su textura.
4. Agrega las espinacas frescas a la sopa y cocina por unos minutos hasta que se marchiten.
5. Prueba la sopa y ajusta la sazón según tu preferencia.
6. Sirve caliente en tazones individuales.

Consejo adicional:
Puedes añadir hierbas frescas como perejil o albahaca justo antes de servir para un toque adicional de frescura. Esta sopa es reconfortante y nutritiva, proporcionando una mezcla saludable de alubias y verduras.

Ensalada de Algas y Atún:

Ingredientes:
- 1 taza de algas secas (como wakame)
- 1 lata de atún en agua, escurrido
- 1 tomate maduro, cortado en cubos
- 1 pepino, pelado y cortado en rodajas finas

Instrucciones:
1. Comienza remojando las algas secas en agua caliente según las indicaciones del paquete. Asegúrate de escurrirlas bien.
2. En un tazón grande, combina las algas rehidratadas, el atún escurrido, los cubos de tomate y las rodajas de pepino.
3. Mezcla suavemente todos los ingredientes para distribuirlos de manera uniforme.
4. Puedes añadir una vinagreta simple de limón y aceite de oliva para realzar los sabores, o elegir tu aderezo favorito.
5. Sirve la ensalada en platos individuales.

Consejo adicional:
Experimenta con hierbas frescas como cilantro o cebollín para un toque adicional de sabor. Esta ensalada es una opción refrescante y llena de nutrientes gracias a las algas y al atún.

Aloe Vera con Tofu Salteado:

Ingredientes:
- 200 g de tofu, cortado en cubos
- 1 taza de aloe vera
- 1 taza de quinoa, lavada y cocida

Instrucciones:
1. En una sartén antiadherente, saltea los cubos de tofu a fuego medio hasta que estén dorados y crujientes.
2. Mientras se cocina el tofu, corta el gel de aloe vera alimentario en trozos pequeños
3. Añade el aloe vera a la sartén con el tofu, salteando por unos minutos para que se integren los sabores.
4. En paralelo, cocina la quinoa según las indicaciones del paquete. Reserva.
5. En un plato, sirve una porción de quinoa cocida como base.
6. Coloca la mezcla de tofu y aloe vera sobre la quinoa, asegurándote de distribuir uniformemente los ingredientes.
7. Puedes sazonar con tus condimentos favoritos o una salsa ligera según tu preferencia.
8. Sirve caliente y disfruta de esta innovadora combinación de tofu salteado con aloe vera sobre una cama de quinoa.

Consejo adicional:
Añade verduras salteadas como brócoli o zanahorias para una mayor variedad y nutrientes. Esta receta no solo es única en sabores, sino que también proporciona beneficios para la piel gracias al aloe vera y una fuente saludable de proteínas con el tofu y la quinoa.

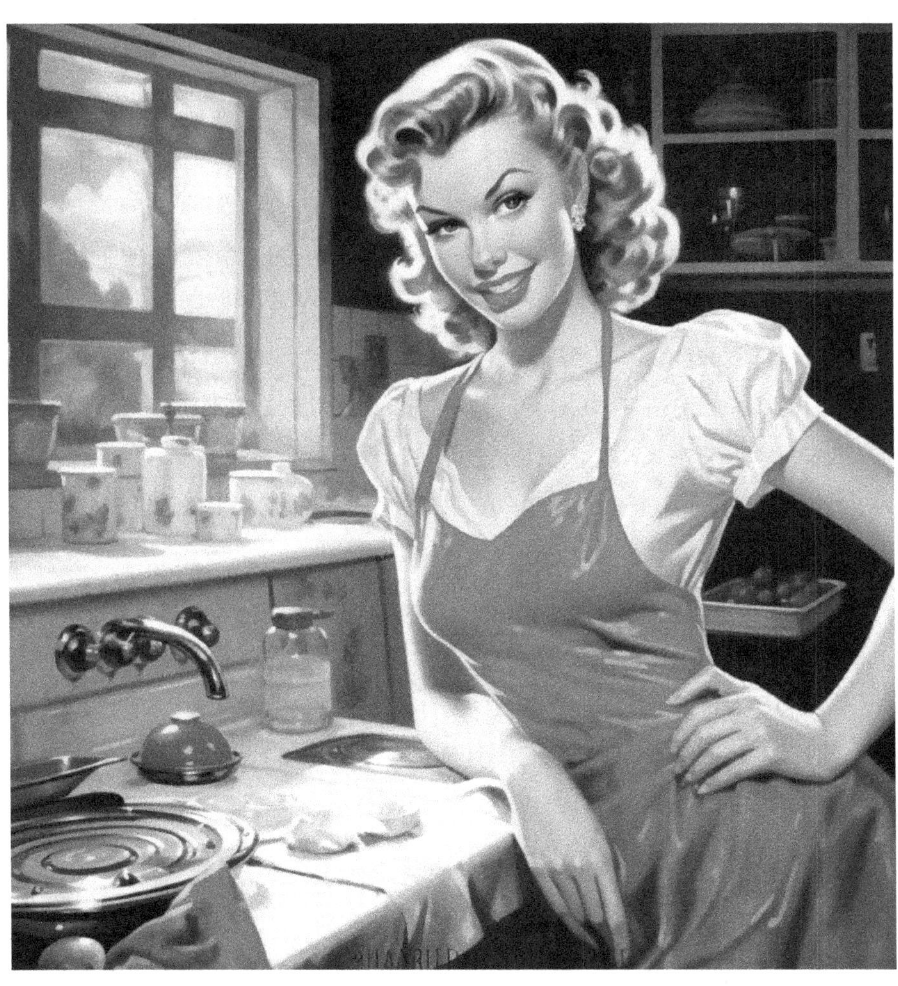

Pescado al Horno con Limón:

Ingredientes:
- 2 filetes de pescado (como merluza o lenguado)
- 2 limones, rodajas finas
- Mezcla de hierbas secas (tomillo, romero, orégano)
- Sal y pimienta al gusto

Instrucciones:
1. Precalienta el horno a 200°C.
2. Coloca los filetes de pescado en una bandeja para horno forrada con papel pergamino.
3. Sazona los filetes con sal y pimienta al gusto.
4. Distribuye rodajas finas de limón sobre los filetes de pescado, cubriéndolos uniformemente.
5. Espolvorea la mezcla de hierbas secas sobre el pescado, asegurándote de cubrir todas las áreas.
6. Hornea en el horno precalentado durante 15-20 minutos o hasta que el pescado esté cocido y se desmenuce fácilmente con un tenedor.
7. Retira del horno y sirve los filetes con limón y hierbas en platos individuales.

Consejo adicional:
Acompaña este plato con una guarnición de verduras al vapor o una ensalada fresca para una comida equilibrada. Este método simple de horneado realza el sabor natural del pescado con la frescura del limón y las hierbas.

Espirulina en Ensalada de Frutas:

Ingredientes:
- 1 cucharadita de espirulina en polvo
- 1 taza de fresas, cortadas en mitades
- 2 kiwis, pelados y cortados en rodajas
- 1 taza de piña fresca, cortada en trozos

Instrucciones:
1. En un tazón grande, combina las fresas cortadas, las rodajas de kiwi y los trozos de piña.
2. Espolvorea la cucharadita de espirulina en polvo sobre las frutas, asegurándote de distribuirlo uniformemente.
3. Delicadamente, mezcla las frutas y la espirulina para que cada pieza quede impregnada con los beneficios de la espirulina.
4. Sirve la ensalada de frutas con espirulina en platos individuales.

Consejo adicional:
Puedes añadir un toque de miel o jugo de naranja para un ligero endulzamiento y un toque de frescura. Esta ensalada de frutas con espirulina no solo es vibrante en colores, sino también rica en antioxidantes y nutrientes esenciales.

Arroz Integral con Verduras Asadas:

Ingredientes:
- 1 taza de arroz integral, lavado y cocido
- Variedad de verduras para asar (calabacines, pimientos, berenjenas), cortadas en trozos
- Salsa de limón (jugo de limón, aceite de oliva, sal y pimienta)

Instrucciones:
1. Precalienta el horno a 200°C.
2. En una bandeja para horno, distribuye las verduras cortadas en trozos uniformes.
3. Rocía las verduras con la salsa de limón, asegurándote de que estén bien cubiertas.
4. Asa las verduras en el horno precalentado hasta que estén tiernas y ligeramente doradas.
5. Mientras las verduras se asan, prepara el arroz integral siguiendo las indicaciones del paquete.
6. En un tazón grande, mezcla el arroz integral cocido con las verduras asadas.
7. Ajusta la sazón y la cantidad de salsa de limón según tu gusto.
8. Sirve este delicioso arroz integral con verduras asadas en platos individuales.

Consejo adicional:
Puedes espolvorear con hierbas frescas como perejil o albahaca antes de servir para un toque adicional de frescura. Esta receta es una opción saludable y colorida que combina la nutrición del arroz integral con la variedad y sabores intensos de las verduras asadas.

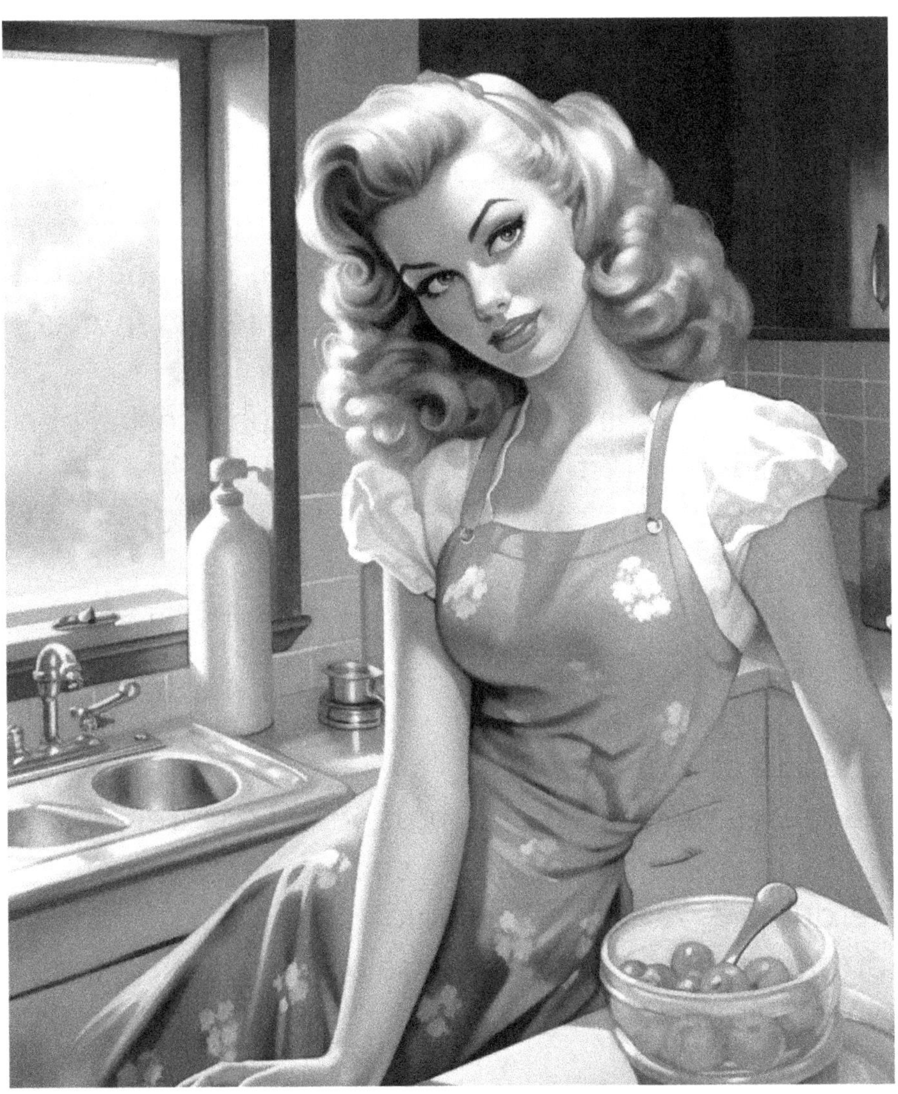

Sopa de Lentejas con Verduras:

Ingredientes:
- 1 taza de lentejas secas, enjuagadas
- 2 zanahorias, peladas y cortadas en rodajas
- 2 tazas de espinacas frescas, lavadas
- 4 tazas de caldo de verduras
- Sal y pimienta al gusto

Instrucciones:
1. En una olla grande, combina las lentejas enjuagadas y el caldo de verduras. Lleva a ebullición a fuego medio-alto.
2. Reduce el fuego y agrega las rodajas de zanahoria a la olla. Cocina a fuego lento hasta que las lentejas estén tiernas.
3. Añade las espinacas frescas a la sopa y cocina por unos minutos hasta que se marchiten.
4. Sazona la sopa con sal y pimienta según tu preferencia.
5. Prueba la sopa y ajusta los condimentos si es necesario.

Consejo adicional:
Puedes agregar hierbas como tomillo o laurel para intensificar los sabores. Esta sopa de lentejas con verduras es nutritiva y reconfortante, proporcionando una mezcla saludable de proteínas, fibra y vitaminas.

Frutas con Nueces:

Ingredientes:
- 2 manzanas, cortadas en rodajas finas
- 2 peras, cortadas en trozos
- 1/2 taza de nueces, picadas

Instrucciones:
1. En un tazón grande, combina las rodajas de manzana y los trozos de pera.
2. Espolvorea las nueces picadas sobre las frutas, distribuyéndolas de manera uniforme.
3. Mezcla suavemente las frutas y las nueces para que se integren los sabores y texturas.
4. Sirve en platos individuales.

Consejo adicional:
Puedes añadir una pizca de canela o una cucharadita de miel para un toque de dulzura adicional. Esta simple combinación de frutas frescas con nueces no solo es deliciosa, sino también una opción saludable y llena de nutrientes.

Palitos de Zanahoria con Hummus:

Ingredientes:
- Zanahorias frescas, peladas y cortadas en palitos
- Hummus casero o comprado

Instrucciones:
1. Lava y pela las zanahorias, luego córtalas en palitos de tamaño adecuado para mojar.
2. Coloca los palitos de zanahoria en un plato o bandeja de servir.
3. Acompaña los palitos de zanahoria con un tazón de hummus en el centro.
4. Sumérgete en la experiencia de disfrutar los palitos de zanahoria al sumergirlos en el hummus.

Consejo adicional:
Personaliza tu hummus con un chorrito de aceite de oliva, una pizca de comino o un toque de pimentón. Esta combinación fresca y sabrosa es perfecta como aperitivo saludable y satisfactorio.

Hummus Casero:

Ingredientes:
- 1 lata (400 g) de garbanzos, escurridos y enjuagados
- 3 cucharadas de tahini (pasta de sésamo)
- 2 dientes de ajo, pelados
- 1/4 de taza de jugo de limón fresco
- 2 cucharadas de aceite de oliva extra virgen
- 1/2 cucharadita de comino en polvo
- Sal al gusto
- Agua (para ajustar la consistencia)

Instrucciones:
1. En una procesadora de alimentos, combina los garbanzos, tahini, ajo, jugo de limón, aceite de oliva, comino y una pizca de sal.
2. Tritura los ingredientes hasta obtener una mezcla cremosa y suave. Si la mezcla está demasiado espesa, agrega agua gradualmente hasta lograr la consistencia deseada.
3. Prueba y ajusta la sal y el limón según tu preferencia.
4. Transfiere el hummus a un tazón y refrigéralo durante al menos 30 minutos para que los sabores se mezclen.
5. Antes de servir, rocía un poco de aceite de oliva en la parte superior y espolvorea con un toque de comino si lo deseas.
6. Sirve el hummus con palitos de zanahoria, galletas integrales o como dip para verduras.

Consejo adicional:
Experimenta agregando ingredientes adicionales como pimentón ahumado, perejil fresco o aceitunas negras para variar los sabores.

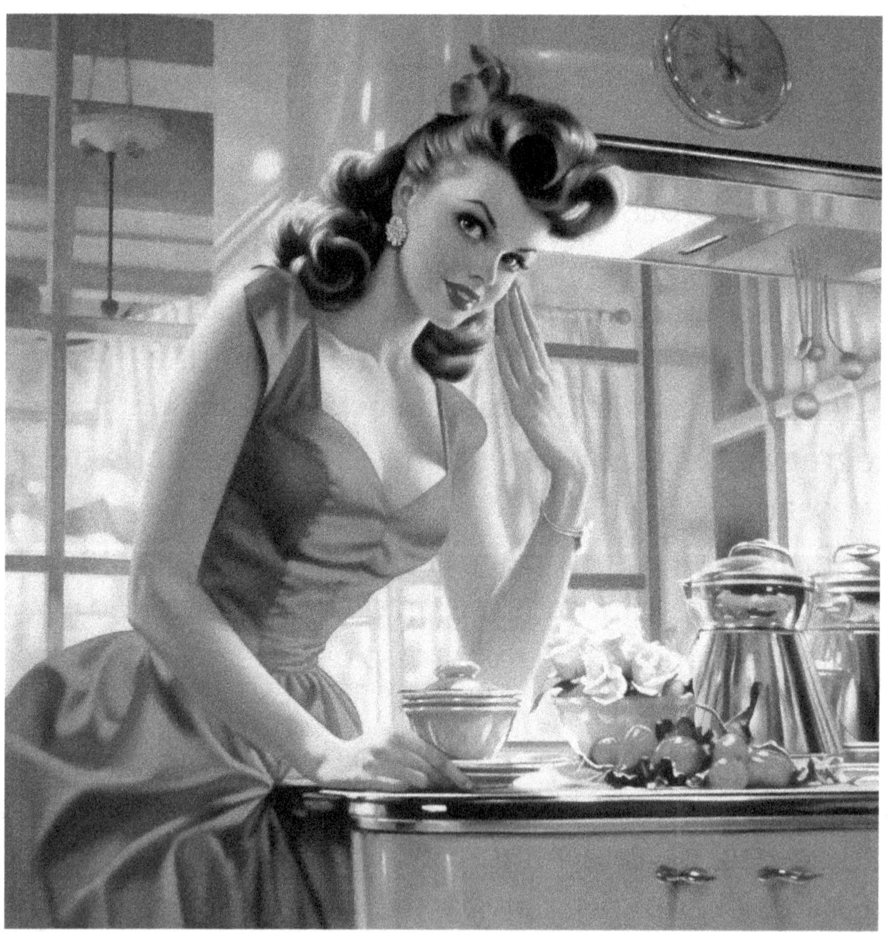

Batido de Yogur y Frutas

Ingredientes:
- 1 taza de yogur natural
- 1 plátano maduro
- 1 taza de bayas mixtas (fresas, arándanos, moras, etc.)

Instrucciones:
1. En una licuadora, coloca el yogur, el plátano maduro pelado y las bayas mixtas.
2. Mezcla los ingredientes a alta velocidad hasta obtener una consistencia suave y cremosa.
3. Prueba el batido y ajusta la cantidad de yogur o añade un toque de miel si deseas más dulzura.
4. Vierte el batido en un vaso grande.

Consejo adicional:
Decora el batido con algunas bayas enteras o rodajas de plátano en la parte superior para una presentación atractiva. Este batido de yogur y frutas es una opción refrescante y nutritiva que combina la cremosidad del yogur con la dulzura natural de las frutas.

Aguacate en Tostadas de Centeno:

Ingredientes:
- 1 aguacate maduro
- Pan de centeno (2 rebanadas)

Instrucciones:
1. Corta el aguacate por la mitad, quita el hueso y extrae la pulpa con una cuchara.
2. En un tazón, aplasta el aguacate con un tenedor hasta obtener un puré, dejando algunas texturas para mayor disfrute.
3. Tuesta las rebanadas de pan de centeno hasta que estén doradas y crujientes.
4. Unta generosamente el puré de aguacate sobre las tostadas de centeno.
5. Si lo prefieres, puedes sazonar con una pizca de sal y pimienta o incluso agregar un toque de limón para realzar los sabores.
6. Sirve las tostadas de aguacate en un plato.

Consejo adicional:
Personaliza tus tostadas de aguacate agregando ingredientes adicionales como semillas de chía, tomate cherry cortado en rodajas o un huevo pochado en la parte superior. Esta receta es una opción deliciosa y nutritiva para el desayuno o la merienda.

Galletas de Avena y Chía:

Ingredientes:
- 1 taza de avena
- 2 cucharadas de semillas de chía
- 1/4 taza de miel

Instrucciones:
1. Precalienta el horno a 180°C y forra una bandeja para hornear con papel pergamino.
2. En un tazón, mezcla la avena y las semillas de chía.
3. Agrega la miel a la mezcla y revuelve hasta que todos los ingredientes estén bien combinados.
4. Deja reposar la mezcla durante unos minutos para que la avena y las semillas de chía absorban la miel.
5. Toma porciones de la mezcla y forma pequeñas galletas, colocándolas en la bandeja para hornear con espacio entre ellas.
6. Presiona ligeramente cada galleta con la parte posterior de una cuchara para darle forma.
7. Hornea en el horno precalentado durante 12-15 minutos o hasta que las galletas estén doradas en los bordes.
8. Retira del horno y deja enfriar las galletas en la bandeja antes de transferirlas a una rejilla.

Consejo adicional:
Añade un toque de vainilla o canela a la mezcla antes de hornear para un sabor adicional. Estas galletas de avena y chía son una opción saludable y deliciosa como snack o complemento para el desayuno.

Almendras con Arándanos Secos:

Ingredientes:
- 1 taza de almendras crudas
- 1/2 taza de arándanos secos

Instrucciones:
1. Precalienta el horno a 180°C y forra una bandeja para hornear con papel pergamino.
2. Extiende las almendras crudas en una sola capa sobre la bandeja para hornear.
3. Tuesta las almendras en el horno precalentado durante 10-12 minutos o hasta que estén doradas y fragantes. Revuelve las almendras a la mitad del tiempo para asegurar un tostado uniforme.
4. Retira las almendras tostadas del horno y deja que se enfríen completamente.
5. Mezcla las almendras tostadas con los arándanos secos en un tazón grande.
6. Almacena las almendras con arándanos secos en un recipiente hermético para mantener su frescura.

Consejo adicional:
Si deseas un toque adicional de dulzura, puedes agregar una pizca de canela o un poco de miel antes de tostar las almendras. Este snack es una combinación perfecta de la textura crujiente de las almendras y la dulzura natural de los arándanos secos.

Trozos de Aloe Vera con Limón:

Ingredientes:
- 1 hoja de aloe vera
- 1 limón

Instrucciones:

1. Coloca los trozos de aloe vera en un tazón.
2. Exprime el jugo de un limón sobre los trozos de aloe vera, asegurándote de que estén bien cubiertos.
3. Mezcla suavemente para que el aloe vera se impregne con el refrescante sabor del limón.
4. Refrigera la mezcla durante al menos 30 minutos antes de servir para una experiencia más fresca.

Consejo adicional:
Si prefieres un toque de dulzura, puedes agregar una cucharadita de miel a la mezcla antes de refrigerar.
Este sencillo y revitalizante plato de trozos de aloe vera con limón es una opción refrescante, ideal para disfrutar en días calurosos o como un complemento saludable en cualquier momento del día.

Ensalada Energética de Algas y Aguacate:

Ingredientes:
- Algas (1 taza)
- Aguacate maduro, cortado en cubos
- Semillas de chía (1 cucharada)
- Limón (zumo de medio limón)
- Sésamo tostado (1 cucharadita)

Instrucciones:
1. Hidrata las algas según las indicaciones del paquete.
2. En un tazón grande, mezcla las algas hidratadas con los cubos de aguacate.
3. Espolvorea las semillas de chía sobre la mezcla.
4. Exprime el zumo de limón sobre la ensalada para realzar los sabores.
5. Espolvorea sésamo tostado por encima antes de servir.
6. Revuelve suavemente y disfruta de esta ensalada llena de nutrientes.

Smoothie de Espirulina y Frutas Tropicales:

Ingredientes:
- Espirulina (1 cucharadita)
- Piña, mango y plátano (1 taza, troceados)
- Leche de almendras (1 taza)
- Miel o jarabe de arce (al gusto)

Instrucciones:
1. En una licuadora, combina las frutas tropicales troceadas.
2. Agrega la espirulina y la leche de almendras.
3. Endulza con miel o jarabe de arce según tu preferencia.
4. Mezcla hasta obtener una consistencia suave y cremosa.
5. Sirve en un vaso y disfruta de este smoothie lleno de antioxidantes y nutrientes.

Tostadas de Salmón y Aguacate con Semillas de Calabaza:

Ingredientes:
- Pan integral (2 rebanadas)
- Salmón ahumado (50 g)
- Aguacate maduro, en rodajas
- Semillas de calabaza (1 cucharada)
- Limón (zumo de medio limón)
- Sal y pimienta al gusto

Instrucciones:
1. Tuesta las rebanadas de pan integral.
2. Coloca las rodajas de aguacate sobre las tostadas.
3. Agrega el salmón ahumado sobre el aguacate.
4. Exprime el zumo de limón sobre las tostadas y espolvorea con semillas de calabaza.
5. Añade sal y pimienta al gusto.
6. Disfruta de estas tostadas ricas en ácidos grasos saludables y nutrientes para la piel.

Bowl de Quinoa con Vegetales Asados y Hummus:

Ingredientes:
- Quinoa cocida (1 taza)
- Berenjena, calabacín y pimiento asados (1 taza)
- Hummus casero o comprado (2 cucharadas)
- Tomate cherry, cortado por la mitad (1/2 taza)
- Aceite de oliva virgen extra
- Perejil fresco, picado

Instrucciones:
1. Cocina la quinoa según las instrucciones del paquete.
2. En un tazón, coloca la quinoa cocida en un lado.
3. En el otro lado, agrega los vegetales asados.
4. Añade cucharadas de hummus en el centro.
5. Distribuye los tomates cherry por encima.
6. Rocía con aceite de oliva virgen extra y espolvorea perejil fresco.
7. Mezcla todo antes de disfrutar de esta combinación sabrosa y nutritiva.

Crema de Aguacate con Chips de Batata:

Ingredientes:
- Aguacate maduro (1)
- Yogur natural (1/2 taza)
- Limón (zumo de medio limón)
- Pimiento rojo, cortado en tiras finas
- Batata, cortada en chips y horneada
- Sal y pimienta al gusto

Instrucciones:
1. En un procesador de alimentos, mezcla el aguacate, yogur y zumo de limón hasta obtener una crema suave.
2. Añade sal y pimienta al gusto.
3. En un tazón, sirve la crema de aguacate.
4. Decora con tiras de pimiento rojo.
5. Acompaña con chips de batata para sumar un toque crujiente.
6. Disfruta de esta crema de aguacate como dip o aderezo.

Crema de bias Verdes con Albóndigas de Pavo:

Ingredientes:
- Tomates maduros (4), pelados y picados
- Alubias verdes (1 taza), cortadas en trozos
- Albóndigas de pavo (caseras o compradas, cantidad según preferencia)
- Caldo de verduras (4 tazas)
- Cebolla, ajo, zanahoria y apio, todos picados
- Albahaca fresca, hojas enteras
- Sal y pimienta al gusto

Instrucciones:
1. En una olla grande, saltea la cebolla, ajo, zanahoria y apio hasta que estén tiernos.
2. Agrega los tomates picados y cocina hasta que se deshagan.
3. Vierte el caldo de verduras y lleva a ebullición.
4. Añade las alubias verdes y las albóndigas de pavo.
5. Cocina a fuego lento hasta que las albóndigas estén cocidas.
6. Condimenta con sal y pimienta al gusto.
7. Sirve la sopa caliente, decorada con hojas de albahaca fresca.

Tacos de Lentejas con Salsa de Aguacate:

Ingredientes:
- Tortillas de maíz (4)
- Lentejas cocidas (1 taza)
- Maíz tierno (1/2 taza)
- Lechuga rallada (1 taza)
- Tomate, picado en cubos
- Cilantro fresco, picado
- Salsa de aguacate (aguacate, cilantro, limón, sal)

Instrucciones:
1. Mezcla las lentejas cocidas con el maíz tierno.
2. Calienta las tortillas de maíz en una sartén.
3. Rellena cada tortilla con la mezcla de lentejas y maíz.
4. Añade lechuga rallada, tomate y cilantro fresco por encima.
5. Prepara la salsa de aguacate: mezcla aguacate maduro, cilantro fresco, jugo de limón y sal en un procesador de alimentos hasta obtener una salsa cremosa.
6. Agrega la salsa de aguacate sobre los tacos antes de servir.

Bowl de Arroz Integral con Verduras Salteadas y Almendras:

Ingredientes:
- Arroz integral cocido (1 taza)
- Brócoli, zanahorias y champiñones salteados (1 taza)
- Almendras tostadas (2 cucharadas)
- Salsa de soja baja en sodio
- Cebolla verde, picada
- Semillas de sésamo tostado

Instrucciones:
1. Cocina el arroz integral según las instrucciones del paquete.
2. Saltea las verduras (brócoli, zanahorias y champiñones) en una sartén con un poco de salsa de soja.
3. En un tazón, coloca el arroz integral y las verduras salteadas.
4. Espolvorea almendras tostadas y semillas de sésamo por encima.
5. Decora con cebolla verde picada antes de servir.

Salmón al Horno con Costra de Hierbas y Espárragos:

Ingredientes:
- Filete de salmón (150 g)
- Mezcla de hierbas frescas (perejil, eneldo, tomillo)
- Limón (rodajas)
- Espárragos (8-10 unidades)
- Aceite de oliva virgen extra
- Sal y pimienta al gusto

Instrucciones:
1. Precalienta el horno a 200°C.
2. Coloca el filete de salmón en una bandeja para horno.
3. Cubre el salmón con una mezcla de hierbas frescas picadas.
4. Coloca rodajas de limón sobre el salmón.
5. Distribuye espárragos alrededor del filete.
6. Rocía con aceite de oliva, sal y pimienta al gusto.
7. Hornea hasta que el salmón esté cocido y los espárragos estén tiernos.
8. Sirve con una guarnición de tu elección

Ensalada de Quinoa con Vegetales Frescos:

Ingredientes:
- Quinoa cocida (1 taza)
- Pepino, tomate y pimiento en cubos
- Aceitunas negras, cortadas por la mitad
- Albahaca fresca, hojas enteras
- Aceite de oliva virgen extra
- Vinagre balsámico
- Sal y pimienta al gusto

Instrucciones:
1. Mezcla la quinoa cocida con los cubos de pepino, tomate, pimiento y aceitunas negras.
2. Añade hojas de albahaca fresca.
3. Rocía con aceite de oliva virgen extra y vinagre balsámico al gusto.
4. Condimenta con sal y pimienta según tus preferencias.
5. Mezcla bien y sirve esta ensalada refrescante.

Tofu Salteado con Brócoli y Zanahorias:

Ingredientes:
- Tofu firme, cortado en cubos
- Brócoli, cortado en floretes
- Zanahorias, cortadas en rodajas finas
- Salsa de soja baja en sodio
- Jengibre fresco, rallado
- Ajo, picado
- Aceite de sésamo
- Cebolla verde, picada

Instrucciones:
1. En una sartén, saltea el tofu en aceite de sésamo hasta que esté dorado.
2. Agrega brócoli y zanahorias, salteando hasta que estén tiernos pero crujientes.
3. Incorpora ajo y jengibre fresco rallado.
4. Vierte salsa de soja al gusto y mezcla bien.
5. Cocina hasta que todos los ingredientes estén bien combinados y el tofu esté impregnado con sabores.
6. Decora con cebolla verde picada antes de servir.

Pudín de Chía con Frutas Frescas:

Ingredientes:
- Semillas de chía (3 cucharadas)
- Leche de almendras (1 taza)
- Frutas frescas (fresas, kiwi, arándanos)
- Miel o jarabe de arce
- Extracto de vainilla

Instrucciones:
1. Mezcla las semillas de chía con la leche de almendras y unas gotas de extracto de vainilla.
2. Remueve bien y refrigera durante al menos 3 horas o toda la noche.
3. Antes de servir, agrega miel o jarabe de arce al gusto.
4. Sirve en cuencos y decora con frutas frescas.

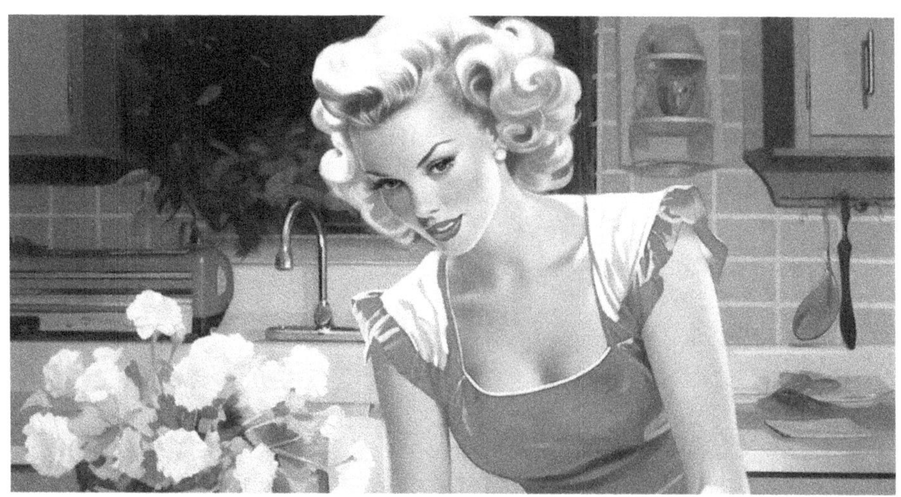

Wrap de Tofu con Ensalada de Hojas Verdes:

Ingredientes:
- Tortillas integrales (2)
- Tofu firme, cortado en tiras
- Hojas de lechuga, espinacas y rúcula
- Tomate cherry, cortado por la mitad
- Pepino, en rodajas finas
- Aderezo de tahini
- Aceite de oliva
- Pimienta negra al gusto

Instrucciones:
1. Saltea las tiras de tofu en aceite de oliva hasta que estén doradas.
2. En cada tortilla, coloca una capa de hojas verdes, tofu salteado, tomate cherry y rodajas de pepino.
3. Riega con aderezo de tahini y espolvorea con pimienta negra al gusto.
4. Envuelve el wrap y sirve como comida ligera y nutritiva.

Ensalada de Frutas con Menta y Yogur:

Ingredientes:
- Kiwi, fresas y piña en cubos
- Menta fresca, hojas enteras
- Yogur natural
- Miel
- Almendras fileteadas

Instrucciones:
1. Mezcla los cubos de frutas en un tazón.
2. Agrega hojas de menta fresca.
3. Sirve sobre una cama de yogur natural.
4. Rocía con miel al gusto.
5. Espolvorea almendras fileteadas antes de disfrutar.

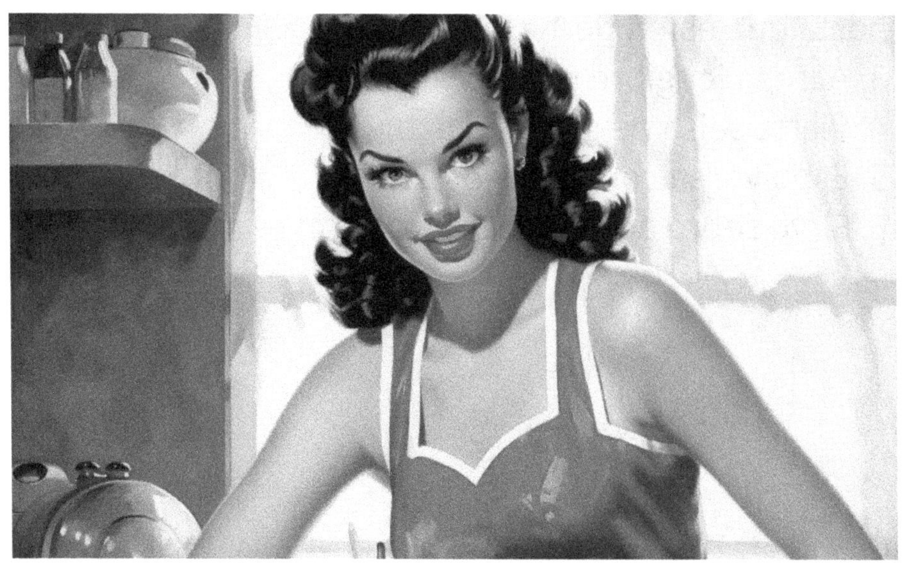

Stir Fry de Verduras con Sésamo y Tofu:

Ingredientes:
- Tofu firme, cortado en cubos
- Brócoli, zanahorias y champiñones, cortados
- Salsa de soja baja en sodio
- Sésamo tostado
- Aceite de sésamo
- Jengibre fresco, rallado
- Ajo, picado
- Arroz integral cocido

Instrucciones:
1. Saltea tofu en aceite de sésamo hasta dorar.
2. Añade brócoli, zanahorias y champiñones, salteando hasta que estén tiernos.
3. Agrega jengibre rallado y ajo.
4. Vierte salsa de soja al gusto.
5. Espolvorea con sésamo tostado.
6. Sirve sobre arroz integral cocido.

Pizza de Verduras con Base de Coliflor:

Ingredientes:
- Base de pizza de coliflor (casera o comprada)
- Salsa de tomate sin azúcar
- Espárragos, pimientos y champiñones, cortados
- Queso mozzarella rallado (opción vegana si es necesario)
- Albahaca fresca
- Aceite de oliva

Instrucciones:
1. Precalienta el horno según las instrucciones de la base de pizza.
2. Extiende la salsa de tomate sobre la base de coliflor.
3. Distribuye espárragos, pimientos y champiñones.
4. Espolvorea queso mozzarella rallado.
5. Hornea hasta que la base esté dorada y el queso se derrita.
6. Decora con hojas de albahaca y un chorrito de aceite de oliva.

Smoothie Verde Detox:

Ingredientes:
- Espinacas frescas (1 taza)
- Pepino, pelado y cortado
- Manzana verde, cortada en trozos
- Jengibre fresco, rallado
- Agua de coco (1 taza)
- Menta fresca, hojas enteras
- Hielo

Instrucciones:
1. Coloca espinacas, pepino, manzana verde y jengibre en una licuadora.
2. Agrega agua de coco y hojas de menta.
3. Añade hielo y mezcla hasta obtener una consistencia suave.
4. Sirve en un vaso y disfruta de este smoothie refrescante y detox.

Ensalada de Garbanzos con Aguacate y Tomate:

Ingredientes:
- Garbanzos cocidos (1 taza)
- Aguacate, cortado en cubos
- Tomate, cortado en cubos
- Cebolla roja, finamente picada
- Perejil fresco, picado
- Aceite de oliva virgen extra
- Zumo de limón
- Sal y pimienta al gusto

Instrucciones:
1. En un tazón grande, mezcla garbanzos, aguacate, tomate y cebolla roja.
2. Espolvorea con perejil fresco.
3. Aliña con aceite de oliva, zumo de limón, sal y pimienta al gusto.
4. Mezcla suavemente y sirve esta ensalada rica en proteínas y grasas saludables.

Sopa de Calabaza Asada con Coco:

Ingredientes:
- Calabaza, asada y picada (2 tazas)
- Leche de coco (1 taza)
- Caldo de verduras (2 tazas)
- Jengibre fresco, rallado
- Cúrcuma en polvo (1/2 cucharadita)
- Cilantro fresco, picado
- Sal y pimienta al gusto

Instrucciones:
1. Asa la calabaza hasta que esté tierna.
2. En una olla, mezcla la calabaza asada, leche de coco, caldo de verduras, jengibre rallado y cúrcuma.
3. Cocina a fuego medio hasta que hierva y luego reduce el fuego.
4. Condimenta con sal y pimienta al gusto.
5. Sirve con cilantro fresco picado por encima.

Rollitos de Arroz Integral con Verduras y Mango:

Ingredientes:
- Hojas de arroz integral
- Pepino, zanahoria y aguacate, cortados en tiras
- Mango, cortado en tiras
- Hojas de menta fresca
- Salsa de soja baja en sodio
- Sésamo tostado

Instrucciones:
1. Sumerge las hojas de arroz en agua tibia hasta que estén maleables.
2. Coloca tiras de pepino, zanahoria, aguacate, mango y hojas de menta en el centro de cada hoja de arroz.
3. Doble los extremos y enrolle firmemente.
4. Sirve con salsa de soja para mojar y espolvorea con sésamo tostado.

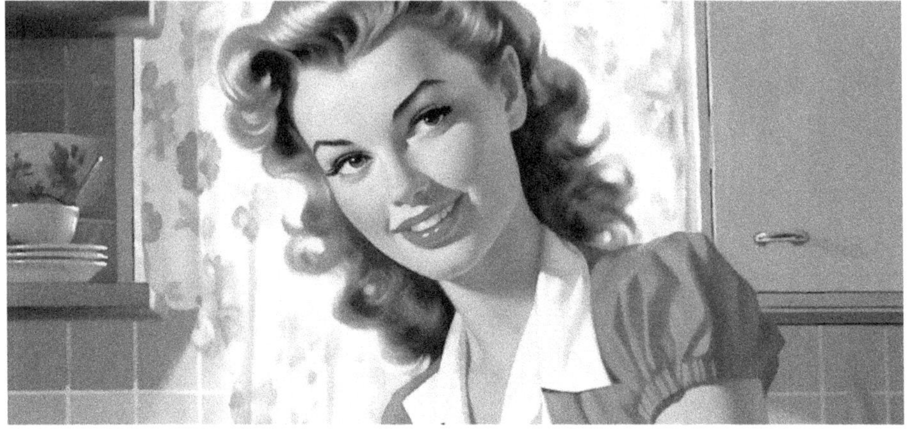

Stir Fry de Quinoa con Verduras y Almendras:

Ingredientes:
- Quinoa cocida (1 taza)
- Brócoli, coliflor y zanahorias, cortados
- Almendras tostadas (2 cucharadas)
- Salsa de soja baja en sodio
- Aceite de sésamo
- Jengibre fresco, rallado
- Ajo, picado

Instrucciones:
1. Saltea las verduras en aceite de sésamo hasta que estén tiernas pero crujientes.
2. Agrega quinoa cocida y mezcla bien.
3. Vierte salsa de soja al gusto.
4. Incorpora jengibre rallado y ajo.
5. Espolvorea con almendras tostadas antes de servir.

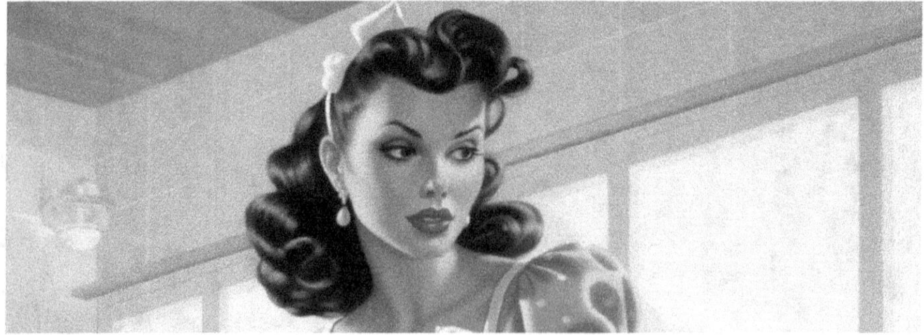

Batido de Bayas y Espinacas:

Ingredientes:
- Espinacas frescas (1 taza)
- Mezcla de bayas congeladas (fresas, arándanos, moras)
- Plátano maduro
- Leche de almendras (1 taza)
- Semillas de chía (1 cucharada)
- Miel al gusto

Instrucciones:
1. En una licuadora, combina espinacas, bayas congeladas, plátano, leche de almendras y semillas de chía.
2. Endulza con miel al gusto.
3. Mezcla hasta obtener una consistencia suave y cremosa.
4. Sirve en un vaso y disfruta de este batido lleno de antioxidantes y nutrientes.

Ensalada de Remolacha y Quinoa:

Ingredientes:
- Quinoa cocida (1 taza)
- Remolacha asada, cortada en cubos
- Espárragos, cocidos y cortados en trozos
- Queso feta desmenuzado (opción vegana si es necesario)
- Nueces, tostadas y picadas
- Vinagreta de mostaza y miel
- Perejil fresco, picado

Instrucciones:
1. Mezcla la quinoa cocida con remolacha, espárragos, queso feta y nueces.
2. Riega con vinagreta de mostaza y miel al gusto.
3. Espolvorea con perejil fresco antes de servir.
4. Esta ensalada colorida y llena de nutrientes es perfecta para mantener tu piel saludable.

Tofu a la Parrilla con Salsa de Cilantro y Lima:

Ingredientes:
- Tofu firme, cortado en rodajas
- Marinada: jugo de lima, cilantro fresco picado, ajo picado, aceite de oliva
- Calabacín, cortado en tiras
- Pimientos de colores, cortados en tiras
- Arroz integral cocido

Instrucciones:
1. Mezcla los ingredientes de la marinada y sumerge las rodajas de tofu en ella.
2. Asa el tofu a la parrilla hasta que esté dorado.
3. En una sartén, saltea calabacín y pimientos hasta que estén tiernos.
4. Sirve el tofu sobre una cama de arroz integral y acompaña con las verduras.
5. Rocía con más salsa de cilantro y lima antes de servir.

Guacamole con Sésamo y Chips de Pita Integral:

Ingredientes:
- Aguacates maduros (2)
- Tomate, picado
- Cebolla roja, finamente picada
- Cilantro fresco, picado
- Limón (zumo de 1 limón)
- Sésamo tostado
- Chips de pita integral

Instrucciones:
1. Machaca los aguacates en un tazón.
2. Mezcla con tomate, cebolla roja, cilantro y zumo de limón.
3. Espolvorea con sésamo tostado y mezcla nuevamente.
4. Sirve con chips de pita integral para disfrutar de este guacamole saludable y delicioso.

Curry de Lentejas y Vegetales:

Ingredientes:
- Lentejas cocidas (1 taza)
- Calabaza, cortada en cubos
- Espinacas frescas (1 taza)
- Leche de coco (1 taza)
- Pasta de curry rojo
- Cebolla, picada
- Ajo, picado
- Jengibre fresco, rallado
- Arroz basmati cocido

Instrucciones:
1. En una olla, saltea cebolla, ajo y jengibre hasta que estén dorados.
2. Agrega pasta de curry rojo y mezcla bien.
3. Incorpora lentejas cocidas, calabaza y espinacas.
4. Vierte leche de coco y cocina a fuego lento hasta que los vegetales estén tiernos.
5. Sirve sobre arroz basmati cocido.

Batido de Mango y Almendra:

Ingredientes:
- Mango, pelado y cortado en trozos
- Leche de almendras (1 taza)
- Yogur de almendra
- Almendras, tostadas
- Miel al gusto

Instrucciones:
1. En una licuadora, mezcla trozos de mango con leche de almendras y yogur de almendra.
2. Agrega almendras tostadas y miel al gusto.
3. Mezcla hasta obtener una textura suave y cremosa.
4. Sirve en un vaso y disfruta de este batido lleno de sabor y beneficios para la piel.

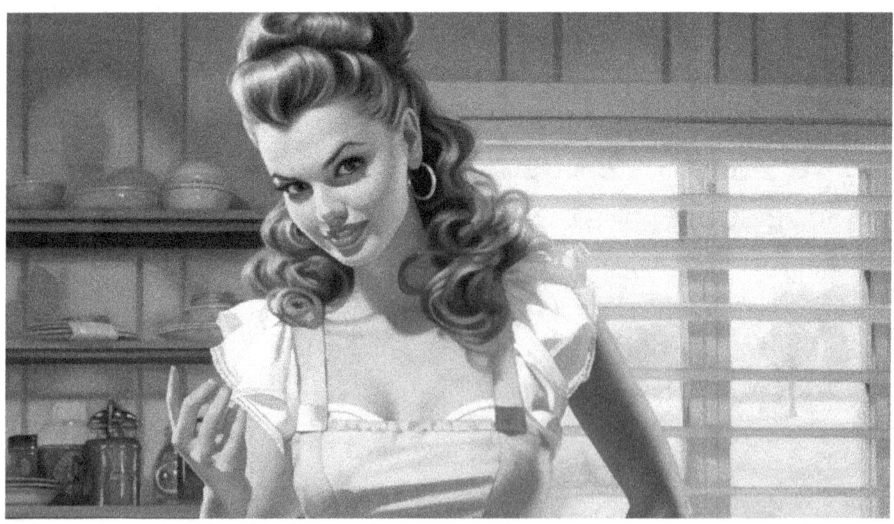

Ensalada de Cuscús con Vegetales Asados:

Ingredientes:
- Cuscús integral cocido (1 taza)
- Calabacín, berenjena y pimientos, asados y cortados
- Garbanzos cocidos (1/2 taza)
- Tomates cherry, cortados por la mitad
- Queso feta desmenuzado (opción vegana si es necesario)
- Aceitunas negras, cortadas por la mitad
- Albahaca fresca, hojas enteras
- Vinagreta de limón y hierbas

Instrucciones:
1. Mezcla cuscús con vegetales asados, garbanzos, tomates cherry, queso feta y aceitunas negras.
2. Añade hojas de albahaca fresca.
3. Aliña con vinagreta de limón y hierbas al gusto.
4. Mezcla bien y sirve esta ensalada completa y deliciosa.

Rollitos de Hojas de Col con Tofu y Salsa de Maní:

Ingredientes:
- Hojas de col blanca
- Tofu firme, cortado en tiras
- Zanahoria rallada
- Pepino, en tiras finas
- Cilantro fresco
- Salsa de maní (pasta de cacahuate, agua, salsa de soja, limón)

Instrucciones:
1. Escalda las hojas de col en agua caliente.
2. Rellena cada hoja con tiras de tofu, zanahoria rallada, tiras de pepino y cilantro fresco.
3. Doble los extremos y enrolle firmemente.
4. Sirve con salsa de maní para sumergir.

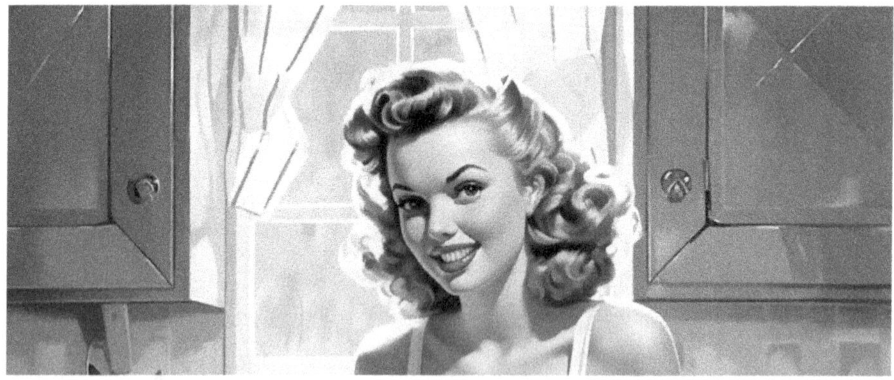

Pasta de Trigo Integral con Pesto de Albahaca y Tomate Seco:

Ingredientes:
- Pasta de trigo integral
- Albahaca fresca
- Tomates secos en aceite, escurridos
- Piñones tostados
- Ajo, picado
- Queso parmesano rallado (opción vegana si es necesario)
- Aceite de oliva virgen extra

Instrucciones:
1. Cocina la pasta de trigo integral según las instrucciones del paquete.
2. En una licuadora, mezcla albahaca fresca, tomates secos, piñones, ajo y queso parmesano.
3. Agrega aceite de oliva gradualmente hasta obtener una textura cremosa.
4. Mezcla la pasta cocida con el pesto y sirve.

Sopa de Judías Verdes y Coco:

Ingredientes:
- Judías verdes, cortadas
- Leche de coco (1 taza)
- Caldo de verduras (2 tazas)
- Jengibre fresco, rallado
- Chile rojo, picado (opcional)
- Cilantro fresco, picado
- Zumo de lima
- Sal y pimienta al gusto

Instrucciones:
1. Cocina las judías verdes en caldo de verduras hasta que estén tiernas.
2. Vierte leche de coco y calienta a fuego lento.
3. Agrega jengibre rallado, chile rojo (si lo deseas), cilantro fresco y zumo de lima.
4. Condimenta con sal y pimienta al gusto.
5. Sirve esta sopa reconfortante y exótica.

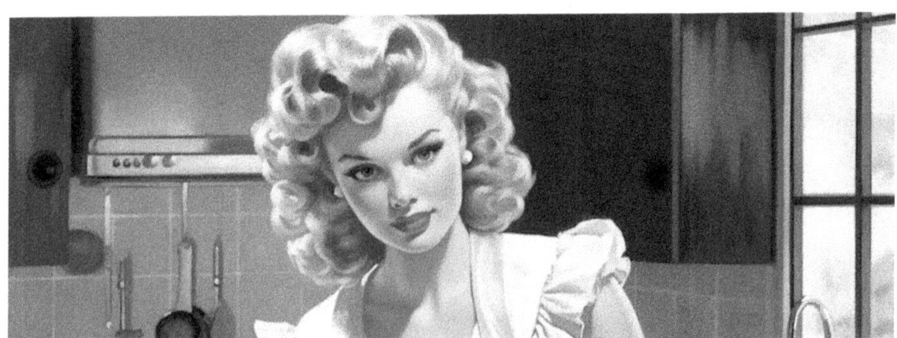

Bruschetta de Aguacate y Tomate:

Ingredientes:
- Pan integral
- Aguacate, machacado
- Tomates cherry, cortados por la mitad
- Albahaca fresca, picada
- Aceite de oliva virgen extra
- Vinagre balsámico
- Ajo, cortado por la mitad

Instrucciones:
1. Tuesta rebanadas de pan integral.
2. Frota cada rebanada con el lado cortado de un diente de ajo.
3. Unta aguacate machacado sobre el pan.
4. Coloca tomates cherry sobre el aguacate.
5. Espolvorea con albahaca fresca y rocía con aceite de oliva y vinagre balsámico.

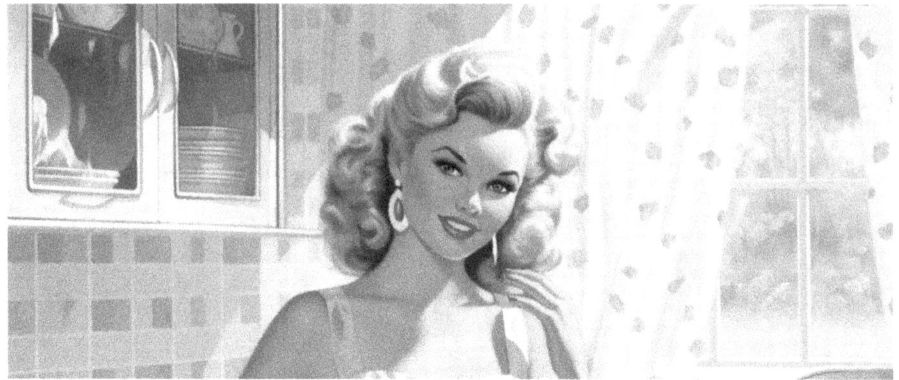

Ensalada de Kale con Granada y Nueces:

Ingredientes:
- Kale, hojas desgarradas
- Granos de granada
- Nueces, tostadas y picadas
- Queso de cabra desmenuzado (opción vegana si es necesario)
- Aderezo de mostaza y miel
- Limón (zumo de 1 limón)
- Pimienta negra al gusto

Instrucciones:
1. Masajea el kale con zumo de limón para ablandarlo.
2. Mezcla con granos de granada, nueces y queso de cabra.
3. Aliña con aderezo de mostaza y miel.
4. Espolvorea con pimienta negra antes de servir.

Sopa de Garbanzos y Espinacas:

Ingredientes:
- Garbanzos cocidos (1 taza)
- Espinacas frescas (1 taza)
- Tomates en cubos
- Caldo de verduras (2 tazas)
- Cebolla, picada
- Ajo, picado
- Comino en polvo
- Pimentón ahumado
- Aceite de oliva
- Perejil fresco, picado

Instrucciones:
1. En una olla, saltea cebolla y ajo en aceite de oliva.
2. Agrega comino en polvo y pimentón ahumado al gusto.
3. Vierte caldo de verduras y agrega garbanzos, espinacas y tomates.
4. Cocina a fuego lento hasta que las espinacas estén tiernas.
5. Sirve con perejil fresco por encima.

Tacos de Berenjena con Salsa de Aguacate:

Ingredientes:
- Tortillas de maíz (o harina integral)
- Berenjena, cortada en rodajas finas
- Tomate, picado
- Cilantro fresco, picado
- Cebolla roja, finamente picada
- Salsa de aguacate (aguacate, limón, cilantro, ajo, sal)

Instrucciones:
1. Asa las rodajas de berenjena hasta que estén tiernas.
2. Calienta las tortillas y coloca las rodajas de berenjena.
3. Cubre con tomate, cilantro y cebolla roja.
4. Rocía con salsa de aguacate.
5. Disfruta de estos tacos vegetarianos llenos de sabor.

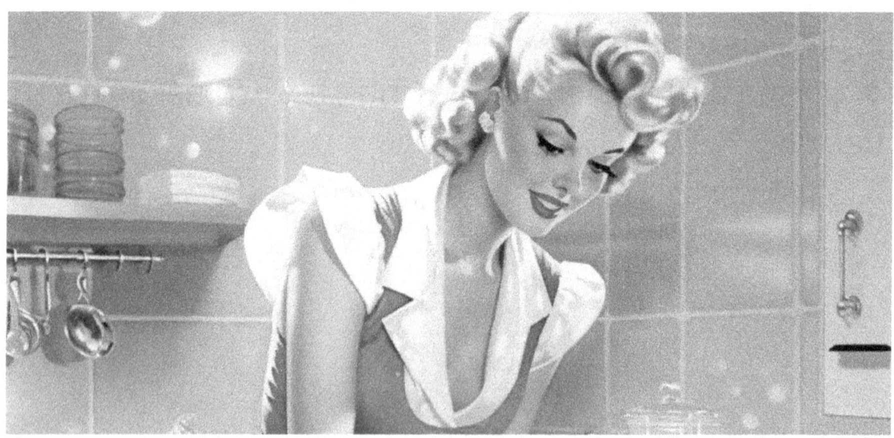

Risotto de Espárragos y Limón:

Ingredientes:
- Arroz integral
- Espárragos, cortados en trozos
- Caldo de verduras (2 tazas)
- Vino blanco (opcional)
- Cebolla, picada
- Ajo, picado
- Ralladura de limón
- Queso parmesano rallado (opción vegana si es necesario)
- Aceite de oliva

Instrucciones:
1. Saltea cebolla y ajo en aceite de oliva hasta que estén dorados.
2. Añade arroz integral y cocina hasta que esté ligeramente dorado.
3. Agrega vino blanco (si lo usas) y deja evaporar.
4. Incorpora caldo de verduras gradualmente mientras remueves.
5. A mitad de cocción, añade espárragos y ralladura de limón.
6. Cuando el arroz esté cremoso, agrega queso parmesano (o su alternativa vegana).
7. Sirve con más ralladura de limón.

Wraps de Tofu con Vegetales y Hummus:

Ingredientes:
- Tortillas integrales
- Tofu, marinado y a la parrilla
- Pimientos, tiras asadas
- Zanahorias, ralladas
- Hojas de espinacas
- Hummus casero (garbanzos, tahini, ajo, limón, aceite de oliva)

Instrucciones:
1. Extiende hummus en cada tortilla.
2. Coloca tofu a la parrilla, tiras de pimientos, zanahorias ralladas y espinacas.
3. Enrolla las tortillas y disfruta de estos wraps llenos de sabores.

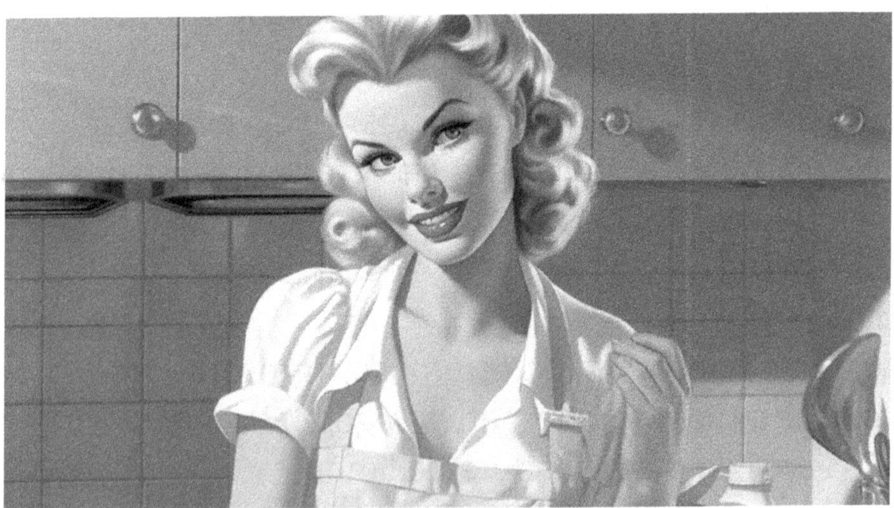

Ensalada de Quinoa con Mango y Aguacate:

Ingredientes:
- Quinoa cocida (1 taza)
- Mango, cortado en cubos
- Aguacate, cortado en cubos
- Pepino, cortado en rodajas
- Cilantro fresco, picado
- Jugo de lima
- Aceite de oliva
- Sal y pimienta al gusto

Instrucciones:
1. Mezcla quinoa con mango, aguacate, pepino y
cilantro fresco.
2. Aliña con jugo de lima, aceite de oliva, sal y pimienta.
3. Mezcla bien y sirve esta ensalada refrescante.

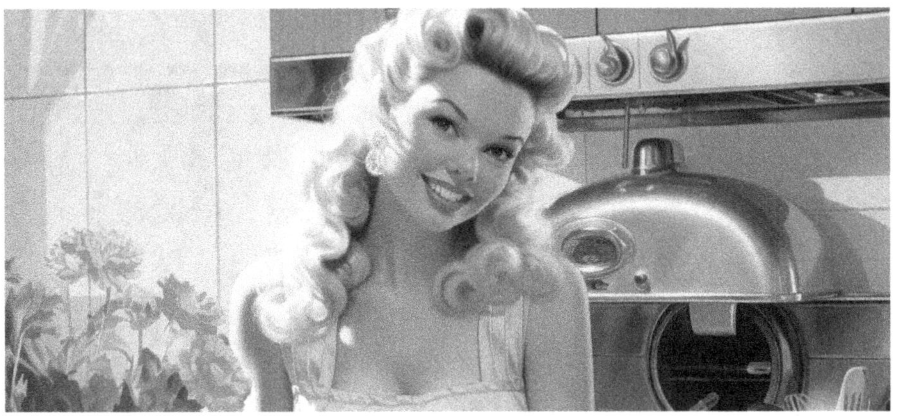

Pizza de Coliflor con Pesto de Espirulina:

Ingredientes:
- Base de pizza de coliflor (coliflor rallada, huevo, queso)
- Pesto de espirulina (espirulina, albahaca, piñones, ajo, aceite de oliva)
- Tomates cherry, cortados por la mitad
- Rúcula
- Queso feta desmenuzado (opción vegana si es necesario)

Instrucciones:
1. Mezcla los ingredientes de la base de pizza de coliflor y hornea hasta que esté dorada.
2. Extiende pesto de espirulina sobre la base.
3. Agrega tomates cherry, rúcula y queso feta.
4. Hornea por unos minutos hasta que el queso se derrita.
5. Sirve esta pizza saludable y llena de sabor.

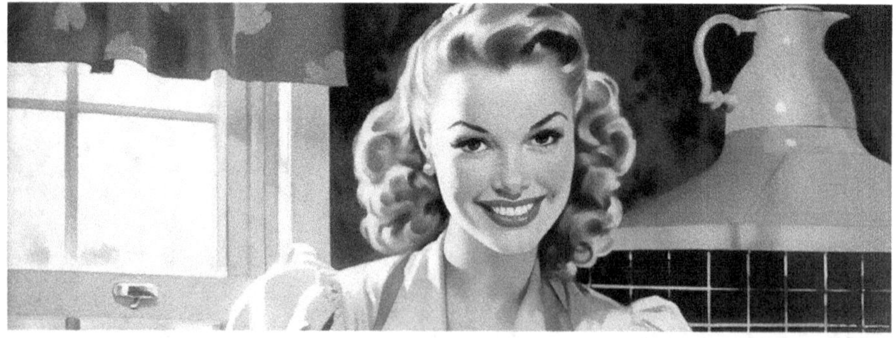

Batido de Sandía y Menta:

Ingredientes:
- Sandía, cortada en trozos
- Hojas de menta fresca
- Yogur de coco
- Hielo
- Miel al gusto

Instrucciones:
1. En una licuadora, mezcla sandía, hojas de menta, yogur de coco e hielo.
2. Endulza con miel al gusto.
3. Mezcla hasta obtener una consistencia suave y refrescante.
4. Sirve en un vaso y disfruta de este batido veraniego.

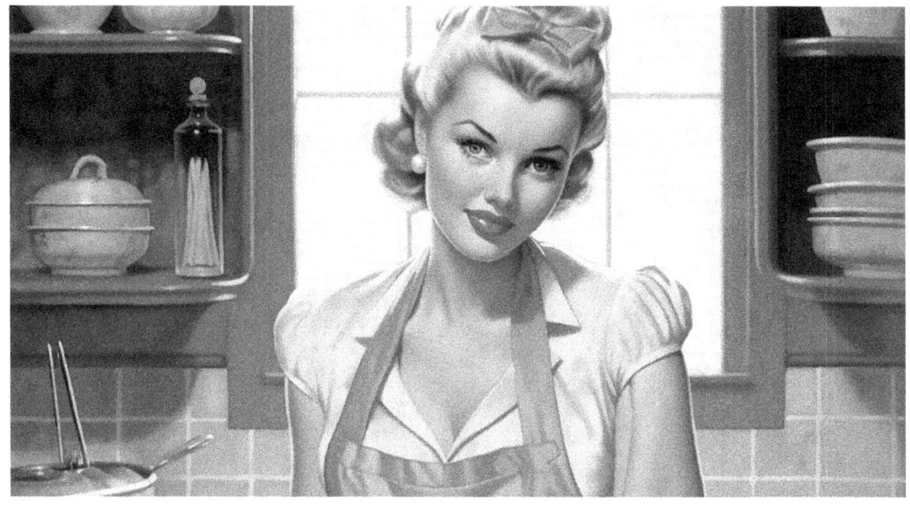

Tazón de Arroz con Algas y Edamame:

Ingredientes:
- Arroz integral cocido
- Algas secas, rehidratadas
- Edamame, cocido
- Zanahorias, cortadas en juliana
- Aguacate, cortado en rodajas
- Salsa de soja baja en sodio
- Sésamo tostado

Instrucciones:
1. Coloca arroz en un tazón y añade algas rehidratadas, edamame, zanahorias y aguacate.
2. Riega con salsa de soja al gusto.
3. Espolvorea con sésamo tostado antes de servir.
4. Disfruta de este tazón nutritivo y lleno de colores.

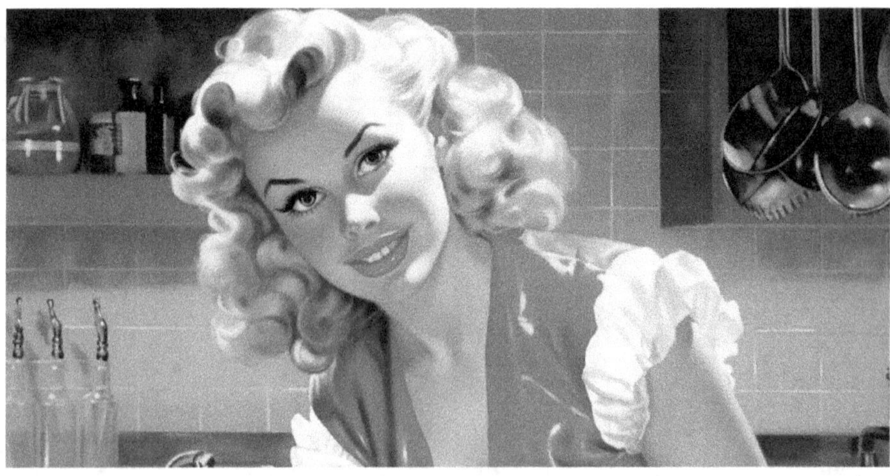

Sopa de Tomate Asado con Albahaca:

Ingredientes:
- Tomates, asados y pelados
- Cebolla, picada
- Ajo, picado
- Caldo de verduras (2 tazas)
- Albahaca fresca, hojas enteras
- Aceite de oliva virgen extra
- Pan integral tostado (opcional)

Instrucciones:
1. Asa los tomates y pélalos.
2. Saltea cebolla y ajo en aceite de oliva.
3. Añade tomates asados y caldo de verduras.
4. Cocina a fuego lento y agrega hojas de albahaca.
5. Sirve con pan integral tostado si lo deseas.

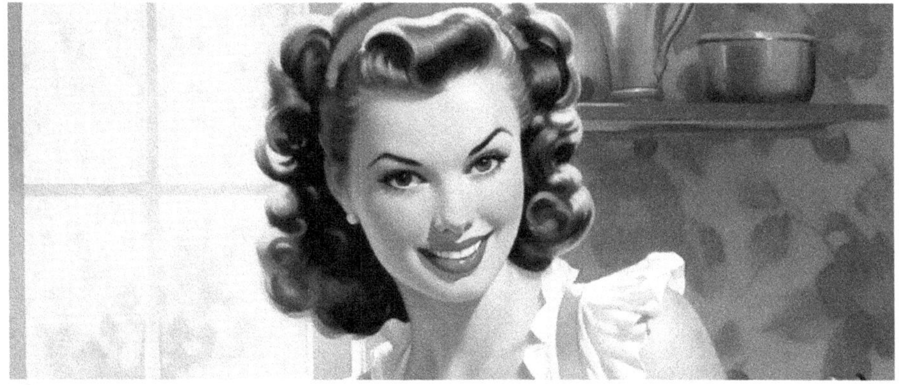

Tofu Salteado con Brócoli y Sésamo:

Ingredientes:
- Tofu firme, cortado en cubos
- Brócoli, en floretes
- Salsa de soja baja en sodio
- Jengibre fresco, rallado
- Ajo, picado
- Sésamo tostado
- Cebollas verdes, cortadas en rodajas

Instrucciones:
1. Saltea tofu en salsa de soja, jengibre y ajo.
2. Añade brócoli y continúa salteando hasta que esté tierno.
3. Espolvorea con sésamo tostado y cebollas verdes.
4. Sirve sobre arroz integral.

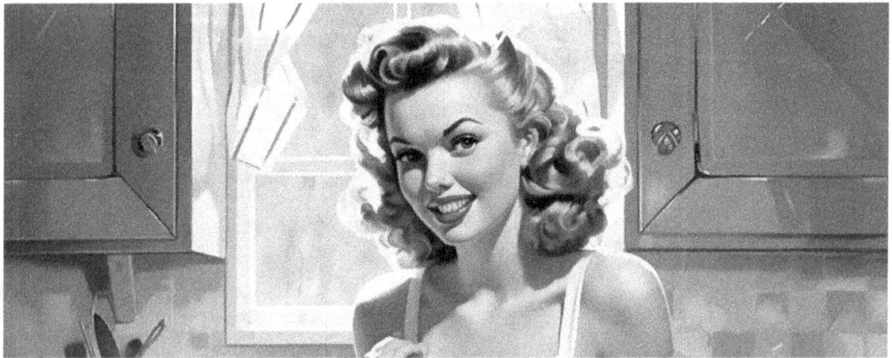

Ensalada de Berros y Fresas:

Ingredientes:
- Berros, hojas desgarradas
- Fresas, cortadas en rodajas
- Queso de cabra desmenuzado (opción vegana si es necesario)
- Nueces, tostadas y picadas
- Aderezo balsámico
- Pimienta negra al gusto

Instrucciones:
1. Combina berros con fresas, queso de cabra y nueces.
2. Aliña con aderezo balsámico.
3. Espolvorea con pimienta negra antes de servir.

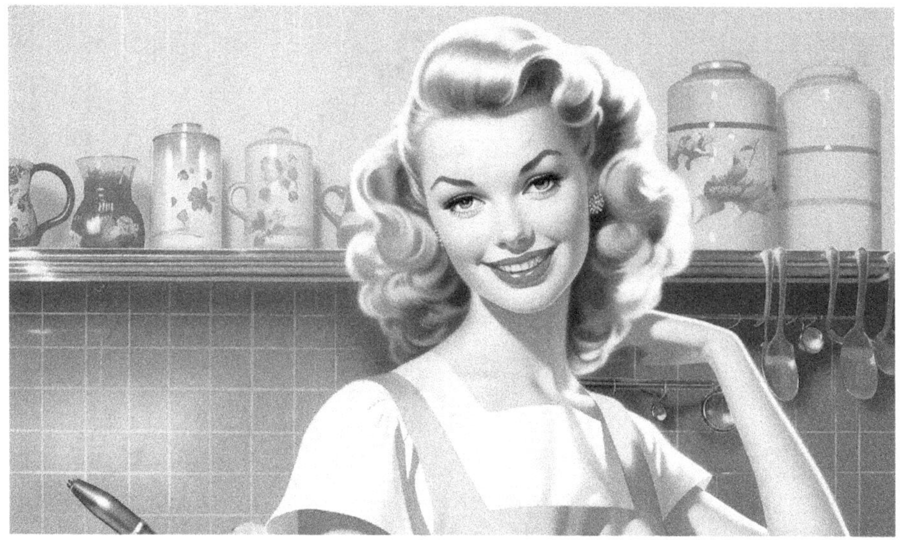

Bulgur con Verduras Asadas y Hierbas:

Ingredientes:
- Bulgur cocido
- Calabacín, berenjena y pimientos, asados y cortados
- Tomates cherry, cortados por la mitad
- Perejil fresco, picado
- Menta fresca, picada
- Limón (zumo de 1 limón)
- Aceite de oliva virgen extra

Instrucciones:
1. Mezcla bulgur con verduras asadas, tomates cherry, perejil y menta fresca.
2. Riega con zumo de limón y aceite de oliva.
3. Mezcla bien y sirve este plato lleno de sabores.

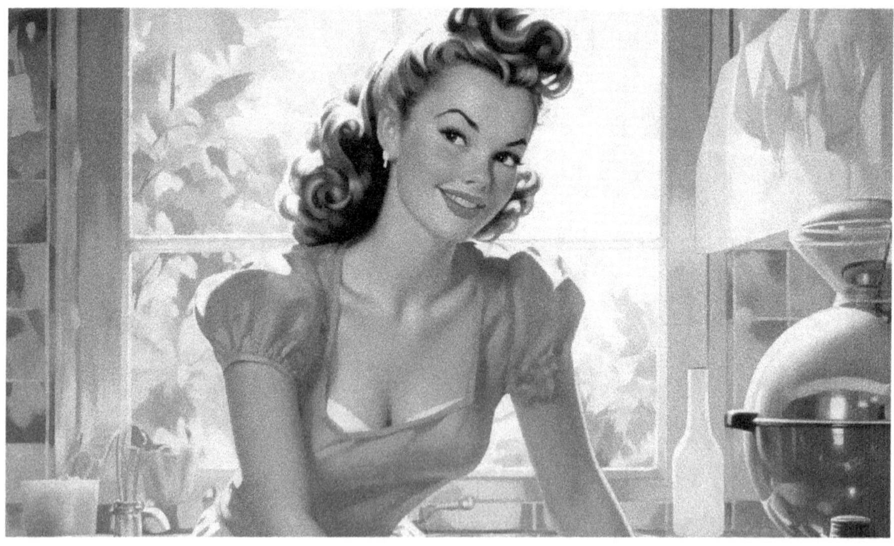

Burritos de Lentejas y Aguacate:

Ingredientes:
- Tortillas integrales
- Lentejas cocidas
- Aguacate, machacado
- Tomates, picados
- Lechuga, rallada
- Salsa de tomate casera
- Pimentón en polvo
- Cilantro fresco, picado

Instrucciones:
1. Calienta las tortillas y extiende lentejas cocidas en cada una.
2. Agrega aguacate machacado, tomates, lechuga y salsa de tomate.
3. Espolvorea con pimentón en polvo y cilantro fresco.
4. Enrolla los burritos y disfruta.

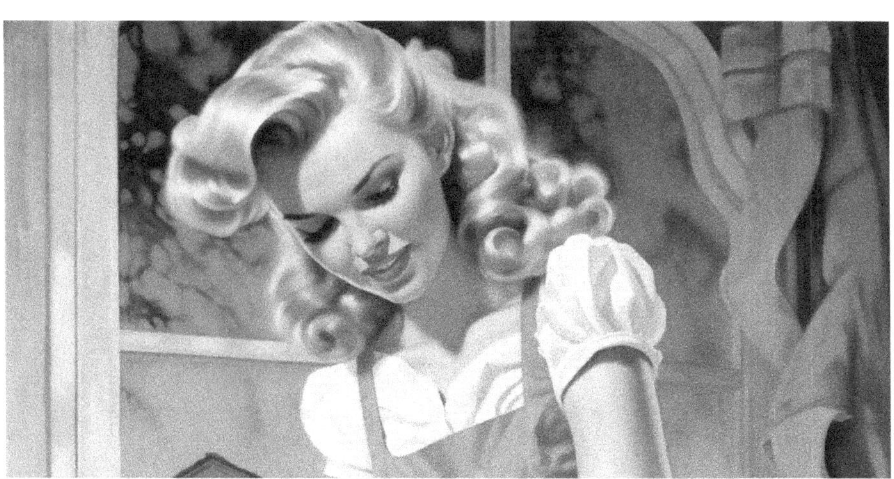

Ensalada de Garbanzos y Tomate:

Ingredientes:
- Garbanzos cocidos (1 taza)
- Tomates, cortados en cubos
- Pepino, en rodajas
- Aceitunas negras, cortadas por la mitad
- Albahaca fresca, picada
- Queso feta desmenuzado (opción vegana si es necesario)
- Vinagreta de limón y orégano

Instrucciones:
1. Combina garbanzos con tomates, pepino, aceitunas negras y albahaca fresca.
2. Agrega queso feta (o su alternativa vegana).
3. Aliña con vinagreta de limón y orégano.
4. Mezcla bien y disfruta de esta ensalada nutritiva.

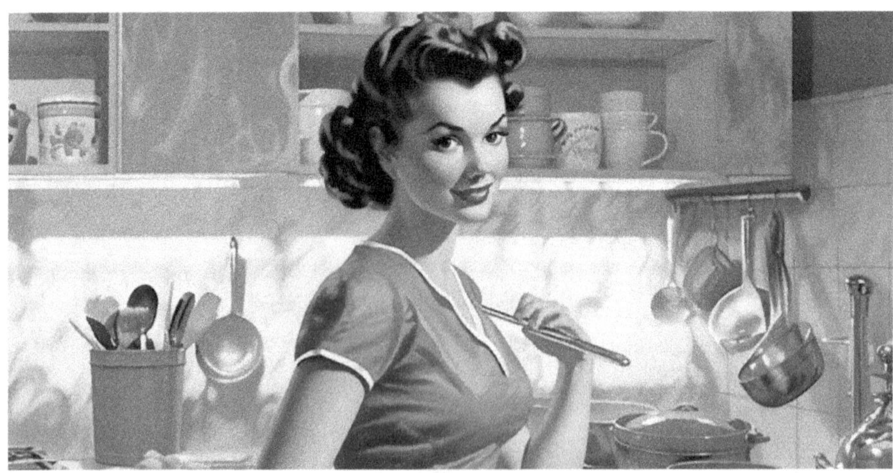

Stir-Fry de Tofu y Verduras:

Ingredientes:
- Tofu firme, cortado en cubos
- Brócoli, zanahorias y pimientos, cortados en tiras
- Salsa de soja baja en sodio
- Jengibre fresco, rallado
- Ajo, picado
- Cilantro fresco, picado
- Arroz integral cocido

Instrucciones:
1. Saltea el tofu en una sartén con salsa de soja, jengibre y ajo hasta que esté dorado.
2. Añade las tiras de brócoli, zanahorias y pimientos.
3. Cocina hasta que las verduras estén tiernas pero aún crujientes.
4. Espolvorea cilantro fresco por encima.
5. Sirve sobre arroz integral cocido para disfrutar de este saludable stir-fry lleno de sabores.

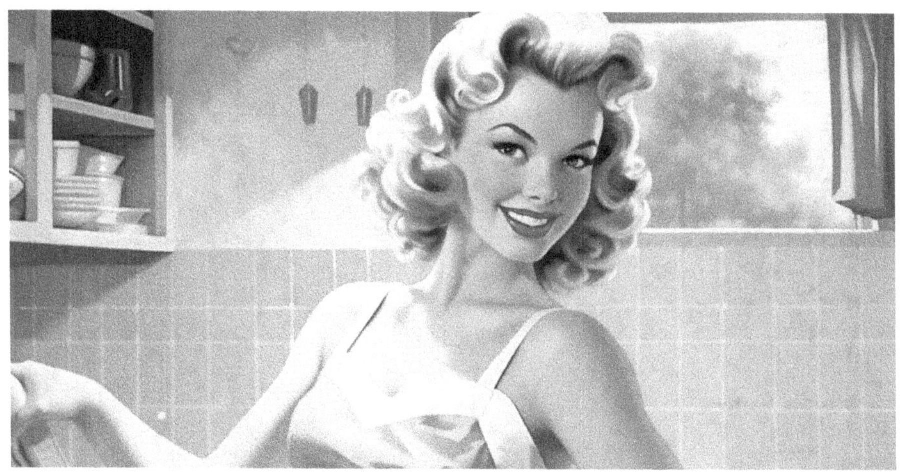

Tazón de Batata Asada y Quinoa:

Ingredientes:
- Batata, cortada en cubos
- Quinoa cocida
- Brócoli, cortado en floretes
- Aguacate, en rodajas
- Salsa de tahini (tahini, limón, ajo, agua)
- Semillas de calabaza tostadas

Instrucciones:
1. Asa la batata y el brócoli en el horno.
2. En un tazón, combina quinoa, batata asada, brócoli y aguacate.
3. Riega con salsa de tahini y espolvorea semillas de calabaza tostadas.

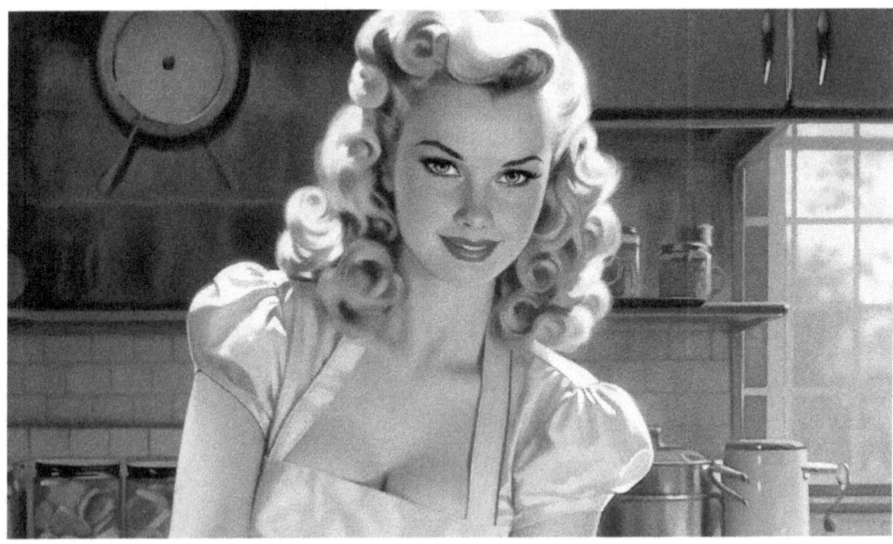

Ensalada de Lentejas y Aguacate:

Ingredientes:
- Lentejas cocidas
- Aguacate, cortado en cubos
- Tomates cherry, cortados por la mitad
- Albahaca fresca, picada
- Queso feta desmenuzado (opción vegana si es necesario)
- Aderezo balsámico

Instrucciones:
1. Mezcla lentejas con aguacate, tomates cherry y albahaca fresca.
2. Agrega queso feta (o su alternativa vegana).
3. Aliña con aderezo balsámico y disfruta de esta ensalada saciante.

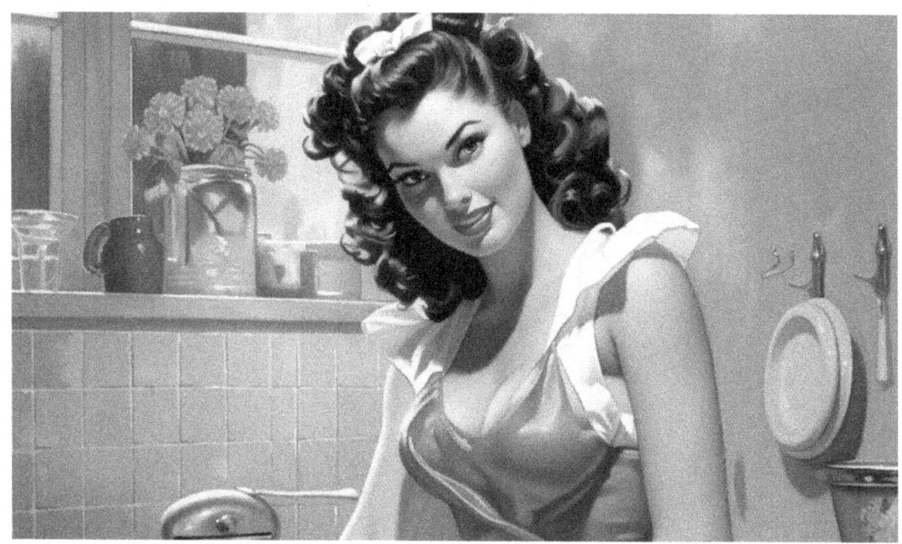

***Sopa de Calabaza y Zanahoria:**

Ingredientes:
- Calabaza, pelada y cortada en trozos
- Zanahorias, peladas y en rodajas
- Cebolla, picada
- Caldo de verduras (2 tazas)
- Cúrcuma en polvo
- Pimienta negra molida
- Leche de coco (opcional)
- Cilantro fresco, para decorar

Instrucciones:
1. Saltea cebolla en una olla hasta que esté dorada.
2. Añade calabaza, zanahorias, cúrcuma y pimienta negra.
3. Vierte caldo de verduras y cocina hasta que las verduras estén tiernas.
4. Licúa la sopa y agrega leche de coco si deseas.
5. Decora con cilantro fresco antes de servir.

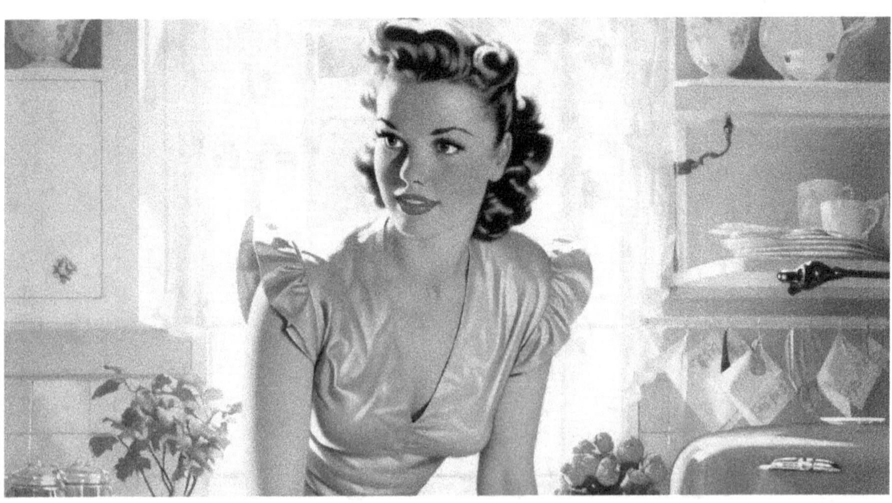

Tacos de Col Rizada y Garbanzos:

Ingredientes:
- Hojas de col rizada
- Garbanzos cocidos
- Tomates, picados
- Pepino, en rodajas
- Salsa de yogur vegana (yogur de coco, ajo, menta, limón)
- Cúrcuma en polvo
- Tortillas integrales

Instrucciones:
1. Mezcla garbanzos con tomates, pepino y cúrcuma.
2. Extiende hojas de col rizada y rellénalas con la mezcla.
3. Añade salsa de yogur vegana y enrolla en tortillas integrales.

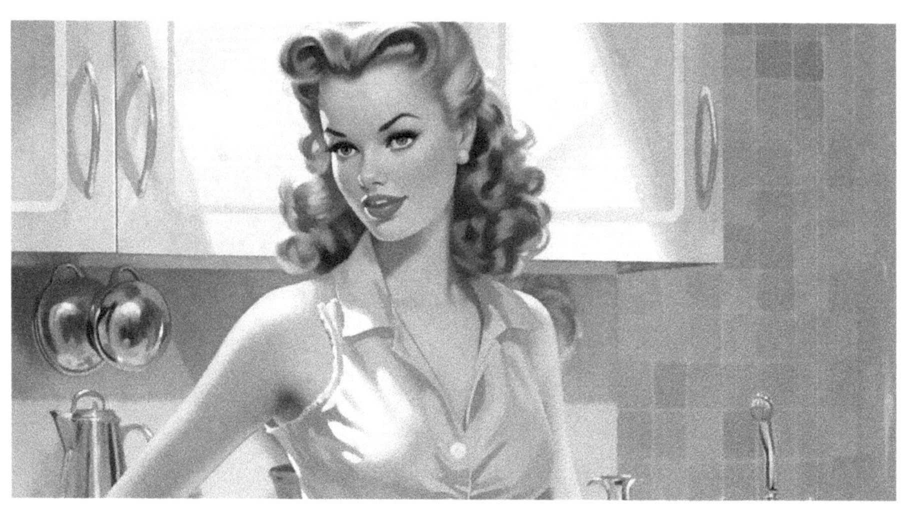

Sushi de Quinoa y Aguacate:

Ingredientes:
- Quinoa cocida
- Algas nori
- Aguacate, en tiras
- Zanahoria, en tiras
- Pepino, en tiras
- Salsa de soja baja en sodio
- Jengibre encurtido
- Wasabi (opcional)

Instrucciones:
1. Coloca una hoja de alga nori y extiende quinoa sobre ella.
2. Coloca tiras de aguacate, zanahoria y pepino en el centro.
3. Enrolla cuidadosamente y corta en rodajas.
4. Sirve con salsa de soja, jengibre encurtido y wasabi si lo deseas.

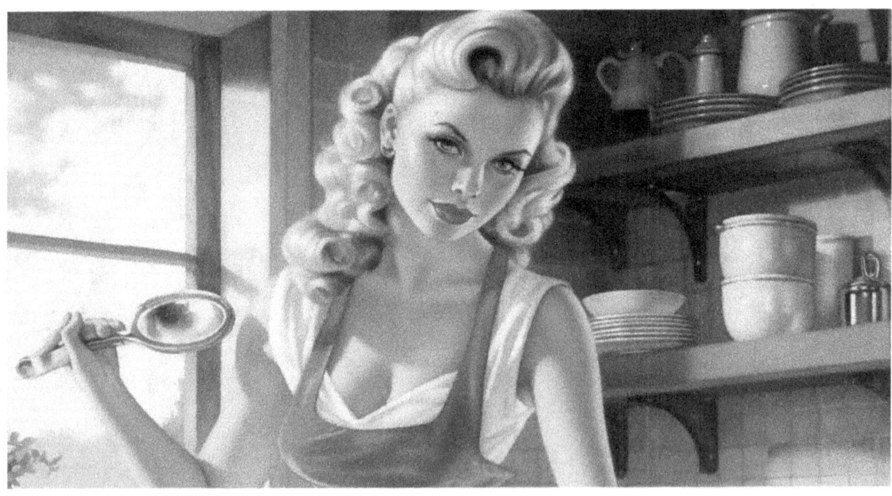

Batido de Mango y Espinacas:

Ingredientes:
- Mango, pelado y en trozos
- Espinacas frescas
- Leche de almendras
- Semillas de chía
- Miel al gusto

Instrucciones:
1. Mezcla mango, espinacas y leche de almendras en una licuadora.
2. Agrega semillas de chía y endulza con miel al gusto.
3. Licúa hasta obtener un batido suave y refrescante.

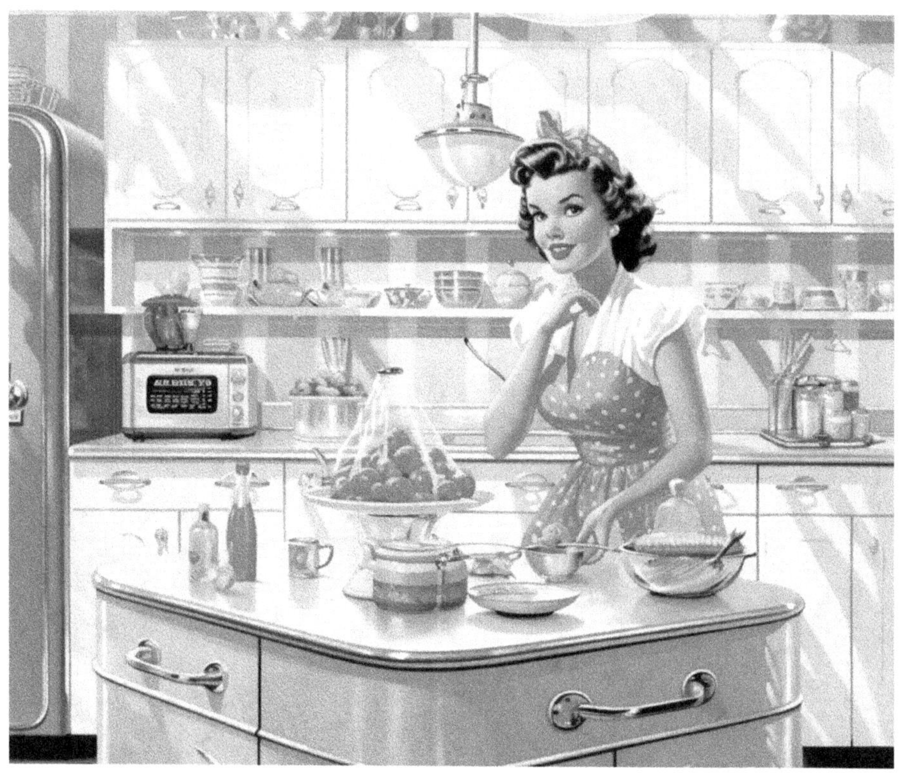

Tostadas de Hummus y Pimientos Asados:

Ingredientes:
- Pan integral tostado
- Hummus casero (garbanzos, tahini, ajo, limón, aceite de oliva)
- Pimientos asados, en tiras
- Rúcula fresca
- Pimienta negra molida

Instrucciones:
1. Unta hummus en las tostadas de pan integral.
2. Agrega tiras de pimientos asados y rúcula fresca.
3. Espolvorea con pimienta negra al gusto.

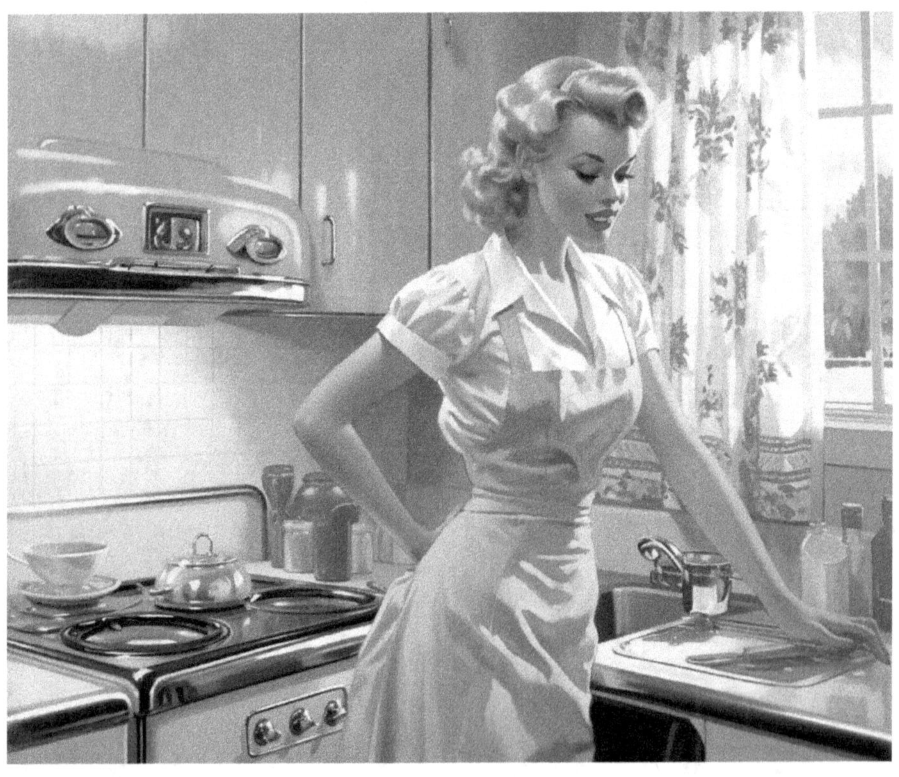

Ensalada de Berenjena y Tomate:

Ingredientes:
- Berenjena, cortada en rodajas
- Tomates, en rodajas
- Albahaca fresca, hojas enteras
- Queso mozzarella fresco (opción vegana si es necesario)
- Vinagre balsámico
- Aceite de oliva virgen extra
- Sal y pimienta al gusto

Instrucciones:
1. Asa las rodajas de berenjena en una parrilla.
2. Combina berenjena asada con tomates, albahaca y queso mozzarella.
3. Aliña con vinagre balsámico, aceite de oliva, sal y pimienta.

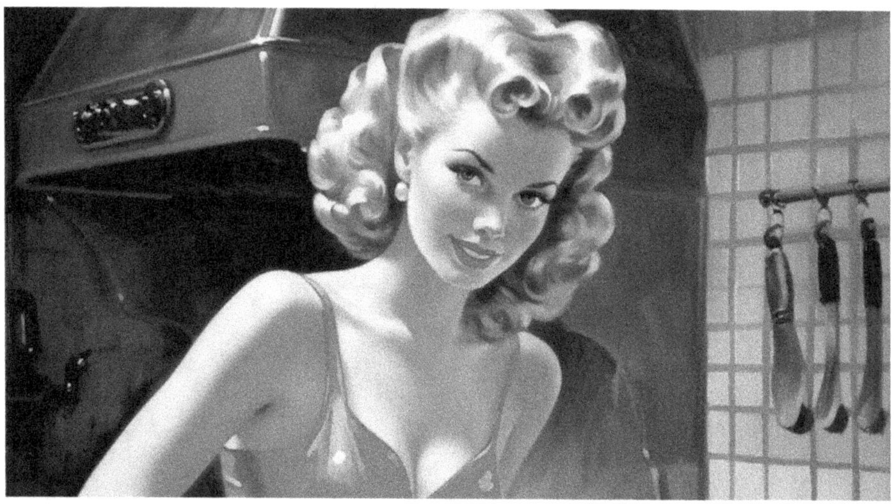

Wraps de Tofu y Ensalada de Col:

Ingredientes:
- Tortillas integrales
- Tofu marinado, a la parrilla y en tiras
- Ensalada de col (col rallada, zanahorias, aderezo de yogur vegano)
- Aguacate, en rodajas
- Cilantro fresco, picado

Instrucciones:
1. Rellena las tortillas con tofu a la parrilla, ensalada de col, aguacate y cilantro.
2. Enrolla los wraps y disfruta de esta combinación saludable y deliciosa.

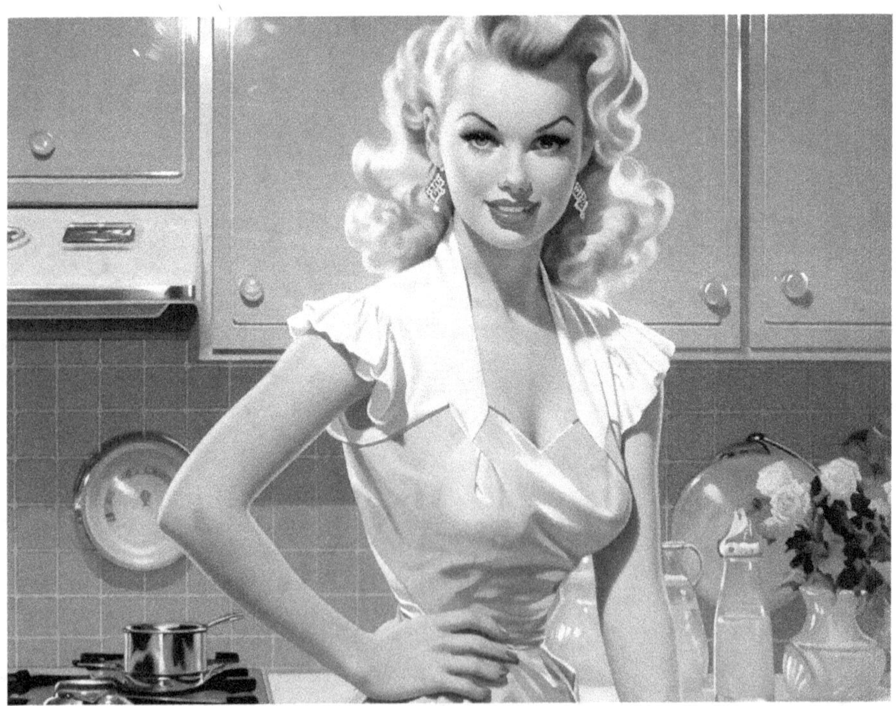

Bol de Frutas Tropicales con Granola:

Ingredientes:
- Piña, cortada en trozos
- Mango, cortado en cubos
- Kiwi, pelado y en rodajas
- Granola sin azúcares añadidos
- Yogur de coco
- Miel al gusto

Instrucciones:
1. Coloca piña, mango y kiwi en un tazón.
2. Agrega granola por encima.
3. Añade una cucharada de yogur de coco y endulza con miel al gusto.
4. Disfruta de este bowl refrescante y nutritivo.

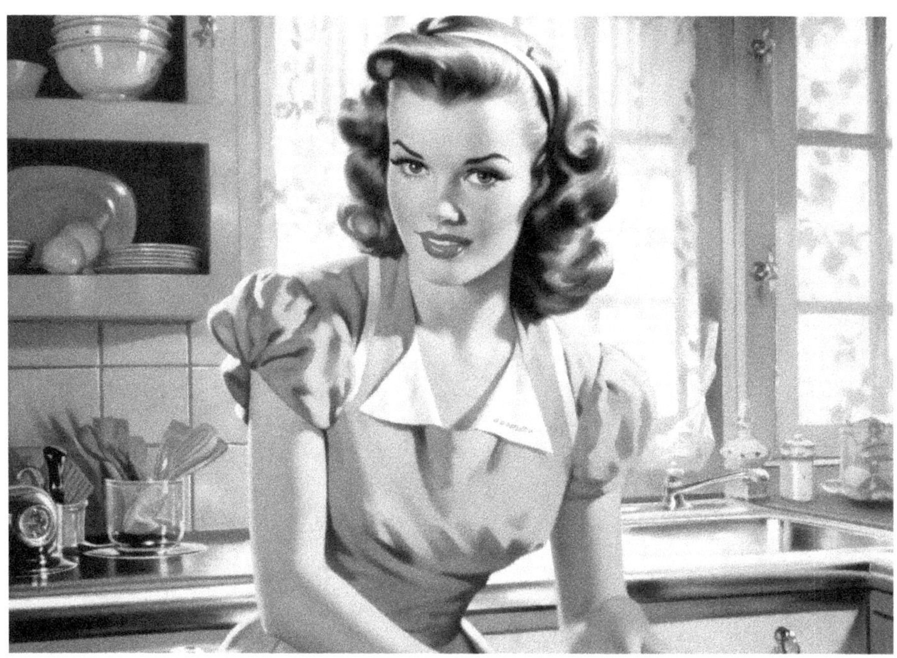

Batido Verde Detox:

Ingredientes:
- Pepino, pelado y en rodajas
- Apio, en trozos
- Espinacas frescas
- Manzana verde, en trozos
- Jengibre fresco, rallado
- Agua de coco
- Limón (jugo)

Instrucciones:
1. Mezcla pepino, apio, espinacas, manzana verde y jengibre en una licuadora.
2. Añade agua de coco y el jugo de limón.
3. Licúa hasta obtener una textura suave y refrescante.

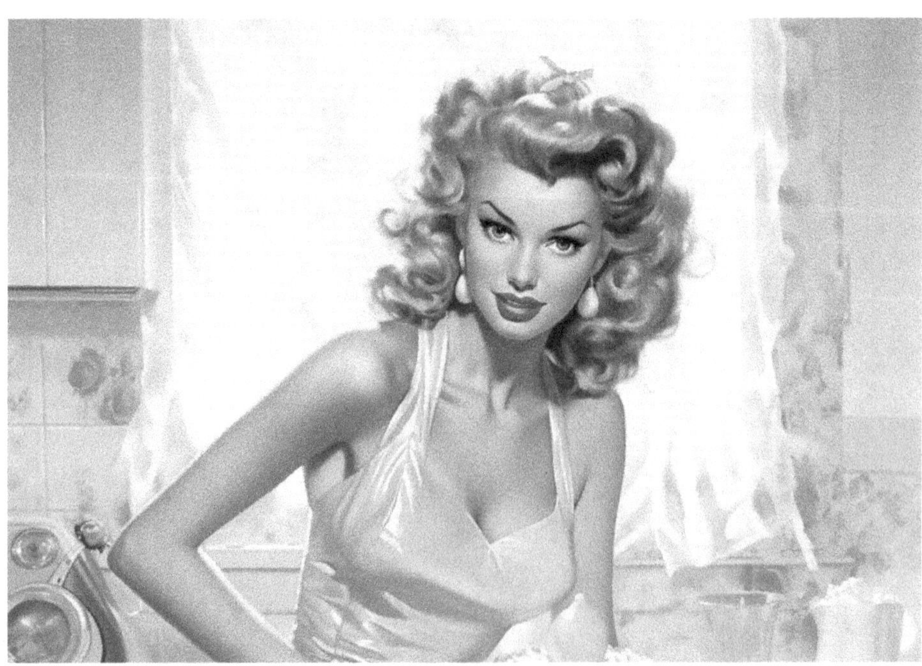

Pastel de Chocolate y Aguacate:

Ingredientes:
- Aguacate maduro
- Cacao en polvo sin azúcar
- Harina de almendra
- Huevos
- Endulzante natural (miel o jarabe de arce)
- Extracto de vainilla
- Levadura en polvo

Instrucciones:
1. Mezcla aguacate, cacao, harina de almendra, huevos, endulzante y vainilla en un tazón.
2. Agrega levadura en polvo y mezcla bien.
3. Hornea hasta que esté firme.
4. Disfruta de este pastel saludable y delicioso.

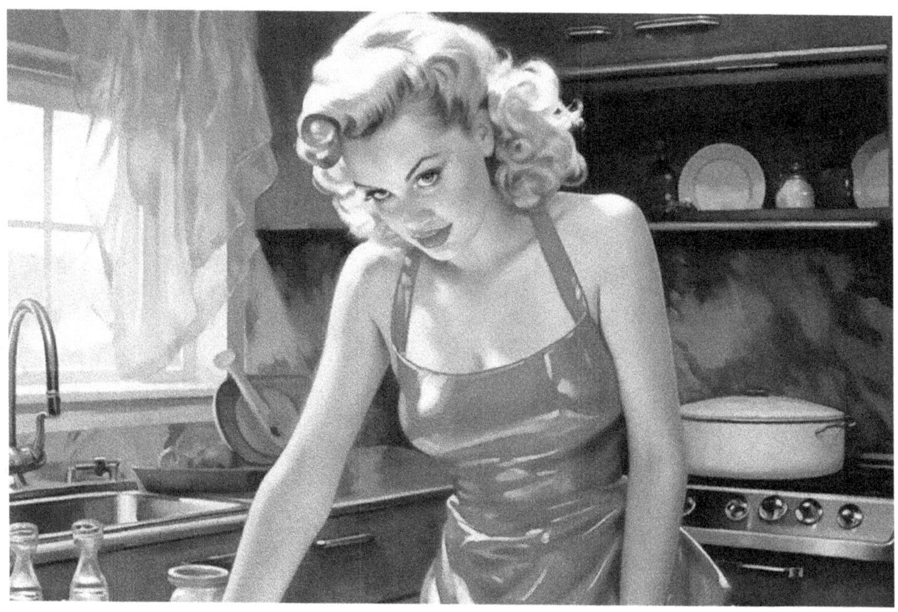

Rollitos de Lechuga con Tofu y Aguacate:

Ingredientes:
- Hojas de lechuga
- Tofu marinado, a la parrilla y en tiras
- Aguacate, en tiras
- Zanahoria, rallada
- Hojas de menta fresca
- Salsa de cacahuetes (cacahuetes, salsa de soja, jengibre, ajo)

Instrucciones:
1. Coloca tofu a la parrilla, aguacate, zanahoria y hojas de menta en hojas de lechuga.
2. Enrolla los rollitos y sirve con salsa de cacahuetes.

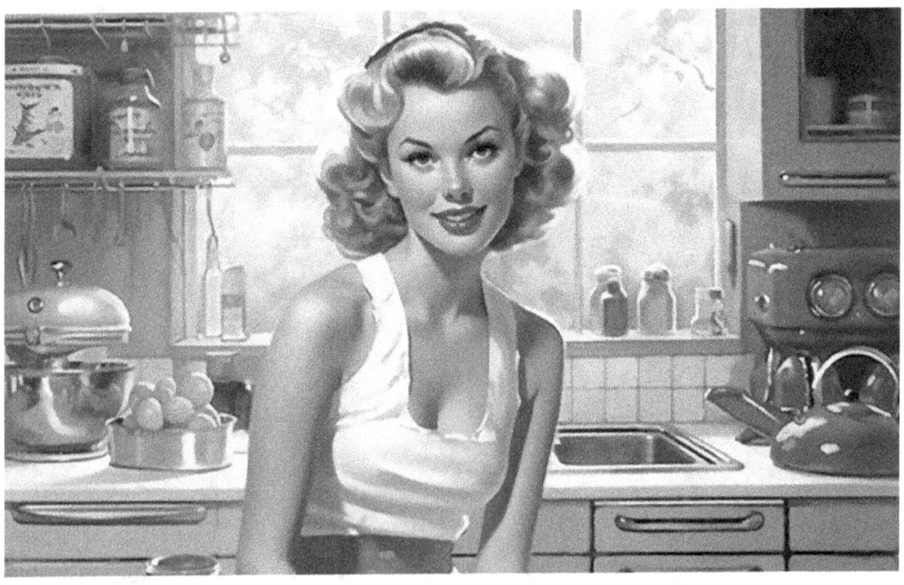

Pudin de Chía con Frutos Rojos:

Ingredientes:
- Semillas de chía
- Leche de almendras
- Endulzante natural (miel o jarabe de arce)
- Extracto de vainilla
- Frutos rojos (fresas, arándanos, frambuesas)

Instrucciones:
1. Mezcla chía, leche de almendras, endulzante y vainilla en un tazón.
2. Remueve y refrigera durante la noche.
3. Sirve con frutos rojos por encima.

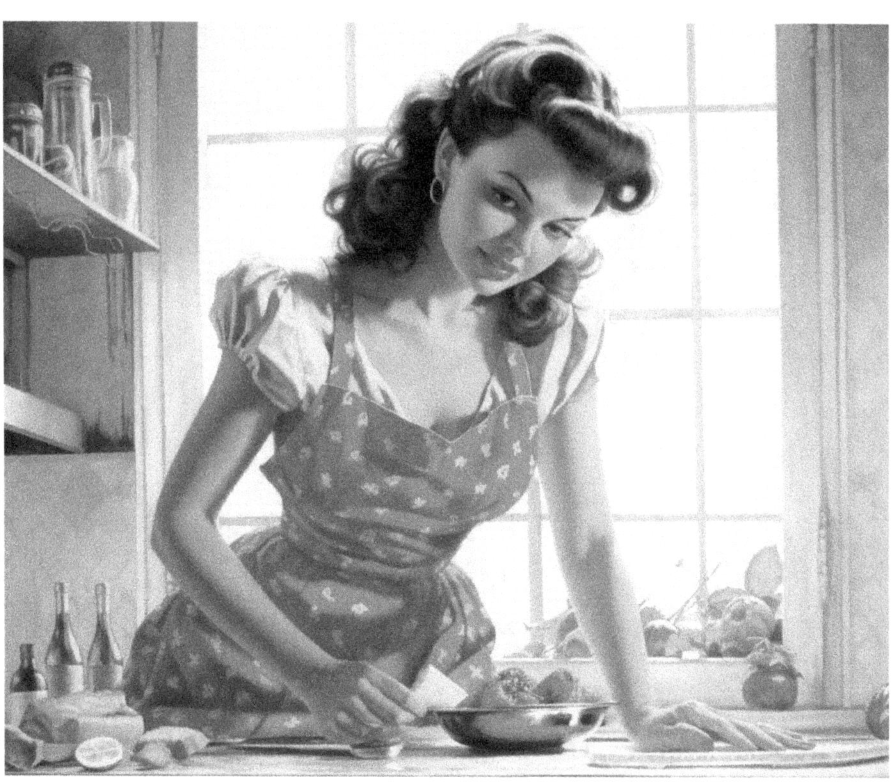

Ensalada de Espárragos y Tomate Cherry:

Ingredientes:
- Espárragos, cocidos y cortados en trozos
- Tomates cherry, cortados por la mitad
- Queso feta desmenuzado (opción vegana si es necesario)
- Nueces, tostadas y picadas
- Aderezo de mostaza y miel

Instrucciones:
1. Combina espárragos con tomates cherry, queso feta y nueces.
2. Aliña con aderezo de mostaza y miel.
3. Mezcla bien y disfruta de esta ensalada fresca.

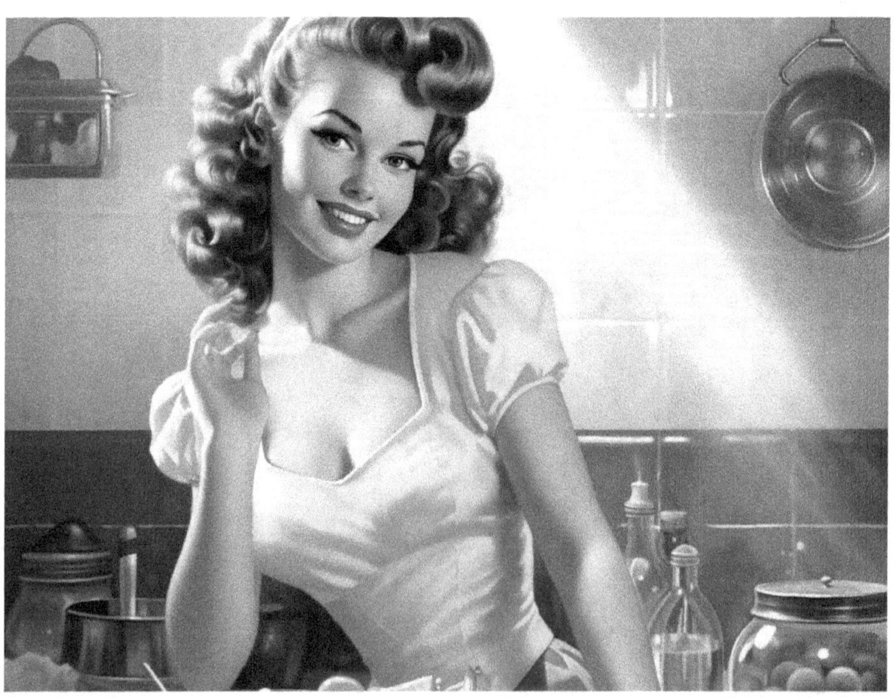

Curry de Garbanzos con Coco:

Ingredientes:
- Garbanzos cocidos
- Leche de coco
- Tomates, picados
- Cebolla, picada
- Curry en polvo
- Cilantro fresco, picado
- Arroz integral cocido

Instrucciones:
1. Saltea cebolla en una sartén hasta que esté dorada.
2. Agrega garbanzos, leche de coco, tomates y curry.
3. Cocina a fuego lento hasta que la mezcla espese.
4. Sirve sobre arroz integral y espolvorea con cilantro fresco.

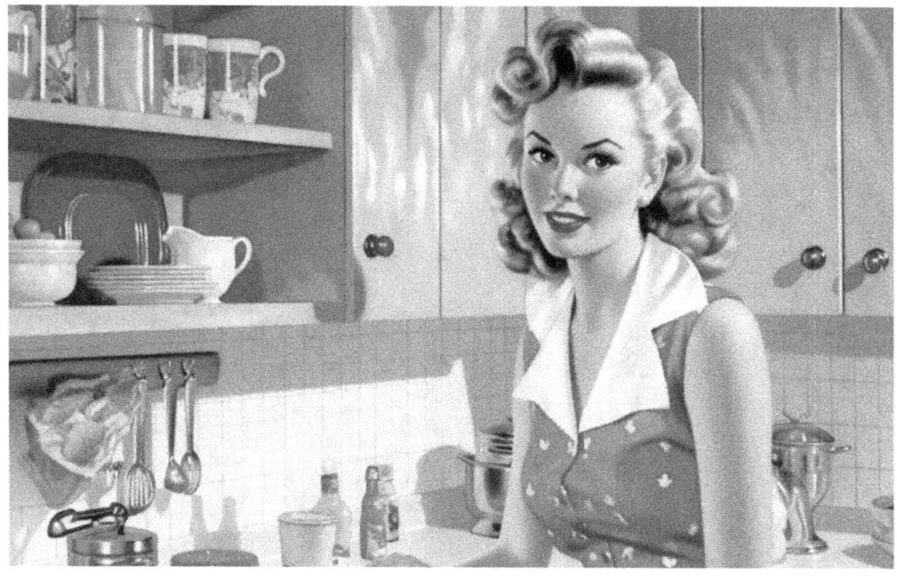

Muffins de Zanahoria y Nueces:

Ingredientes:
- Zanahorias, ralladas
- Harina de almendra
- Huevos
- Aceite de coco
- Nueces, picadas
- Canela en polvo
- Levadura en polvo

Instrucciones:
1. Mezcla zanahorias, harina de almendra, huevos, aceite de coco, nueces, canela y levadura en polvo.
2. Hornea en moldes para muffins hasta que estén dorados.
3. Disfruta de estos muffins saludables.

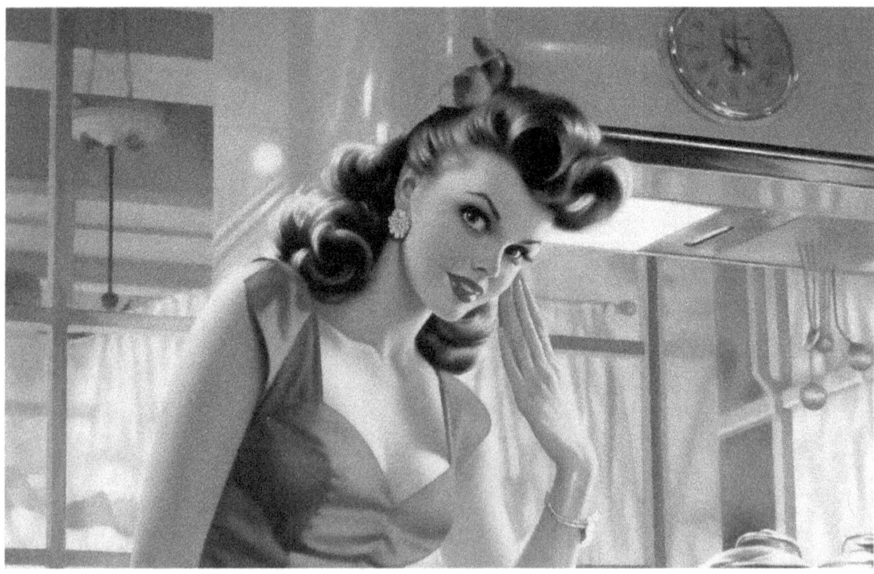

Sopa de Tomate y Pimiento Asado:

Ingredientes:
- Tomates, asados y pelados
- Pimientos, asados y cortados en tiras
- Cebolla, picada
- Caldo de verduras (2 tazas)
- Albahaca fresca, hojas enteras
- Aceite de oliva virgen extra
- Pan integral tostado (opcional)

Instrucciones:
1. Asa los tomates y pimientos, y pélalos.
2. Saltea cebolla en aceite de oliva.
3. Añade tomates y pimientos asados, caldo de verduras y albahaca fresca.
4. Cocina a fuego lento y sirve con pan integral tostado si lo deseas.

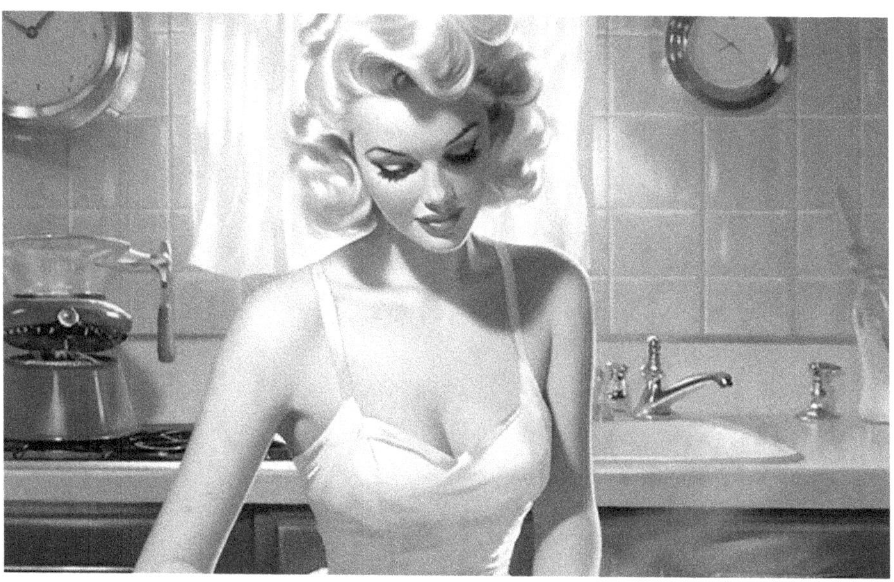

Pudín de Matcha y Chía:

Ingredientes:
- Leche de almendras
- Semillas de chía
- Matcha en polvo
- Endulzante natural (miel o jarabe de arce)
- Frutas frescas para decorar

Instrucciones:
1. Mezcla leche de almendras, semillas de chía, matcha y endulzante en un tazón.
2. Revuelve bien y refrigera durante al menos 4 horas o toda la noche.
3. Decora con frutas frescas antes de servir.

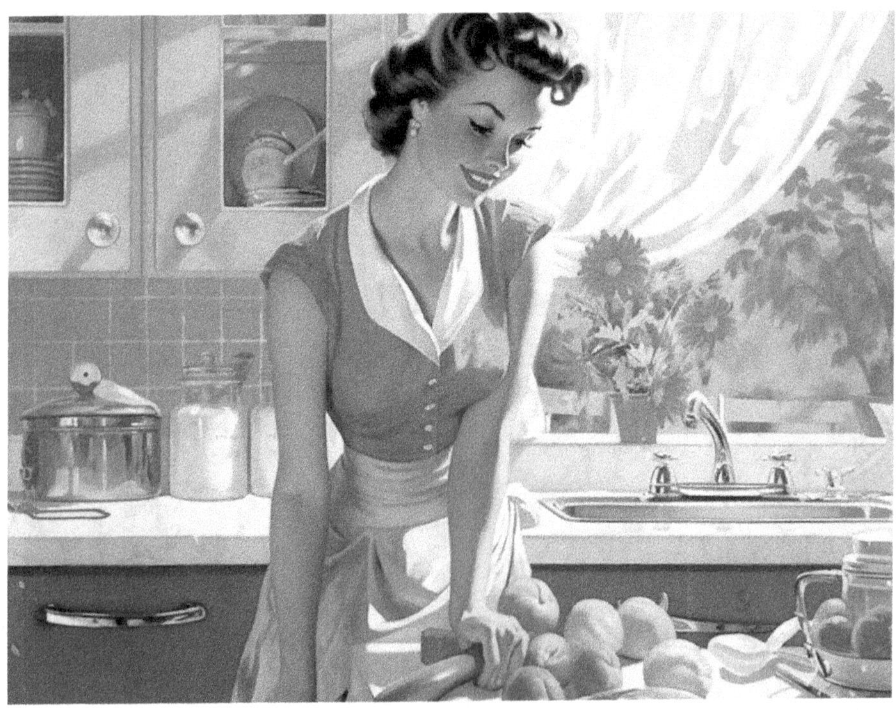

Ensalada de Quinoa con Aguacate y Pepino:

Ingredientes:
- Quinoa cocida
- Aguacate, en cubos
- Pepino, en rodajas
- Tomates cherry, cortados por la mitad
- Perejil fresco, picado
- Aderezo de limón y aceite de oliva

Instrucciones:
1. Combina quinoa, aguacate, pepino, tomates cherry y perejil en un tazón.
2. Aliña con aderezo de limón y aceite de oliva.
3. Mezcla suavemente y sirve esta ensalada fresca y nutritiva.

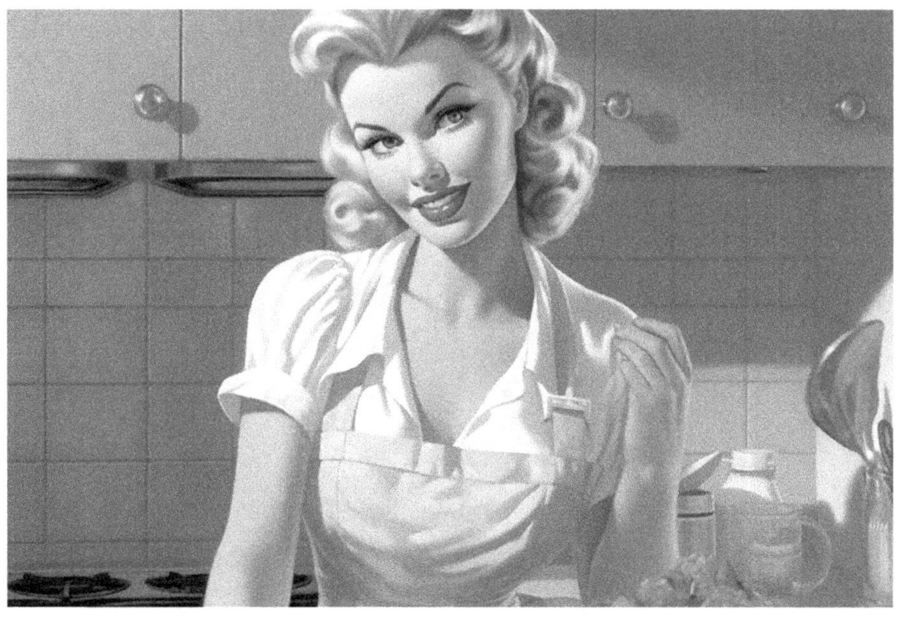

Tazón de Salmón Asado y Brócoli:

Ingredientes:
- Filete de salmón
- Brócoli, en floretes
- Limón, en rodajas
- Aceite de oliva
- Pimienta negra molida
- Sésamo tostado (opcional)
- Arroz integral cocido

Instrucciones:
1. Coloca el salmón y el brócoli en una bandeja para horno.
2. Rocía con aceite de oliva, pimienta negra y rodajas de limón.
3. Asa hasta que el salmón esté cocido y el brócoli tierno.
4. Sirve sobre arroz integral y espolvorea con sésamo tostado si lo deseas.

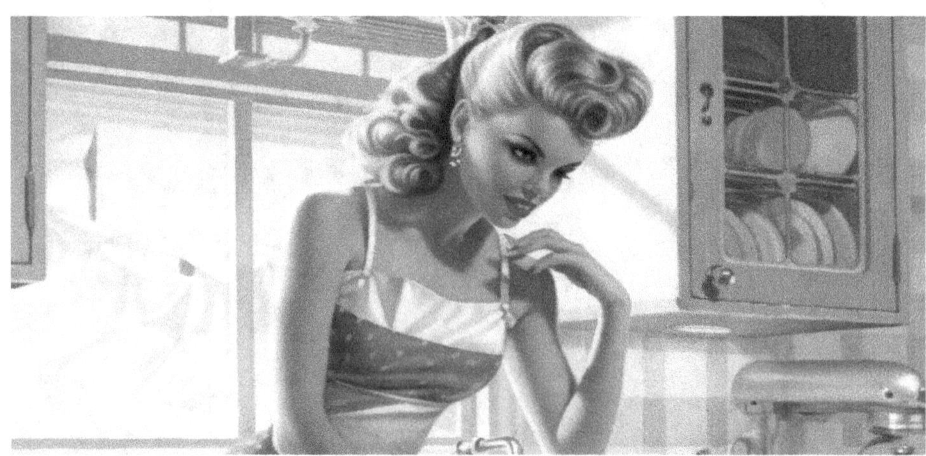

Tostadas de Aguacate con Huevo Poaché:

Ingredientes:
- Pan integral tostado
- Aguacate, aplastado
- Huevos poché
- Sal y pimienta al gusto
- Pimentón ahumado (opcional)
- Cilantro fresco, picado

Instrucciones:
1. Unta aguacate en las tostadas y coloca un huevo poché encima.
2. Salpimienta y agrega pimentón ahumado si lo deseas.
3. Espolvorea con cilantro fresco antes de servir.

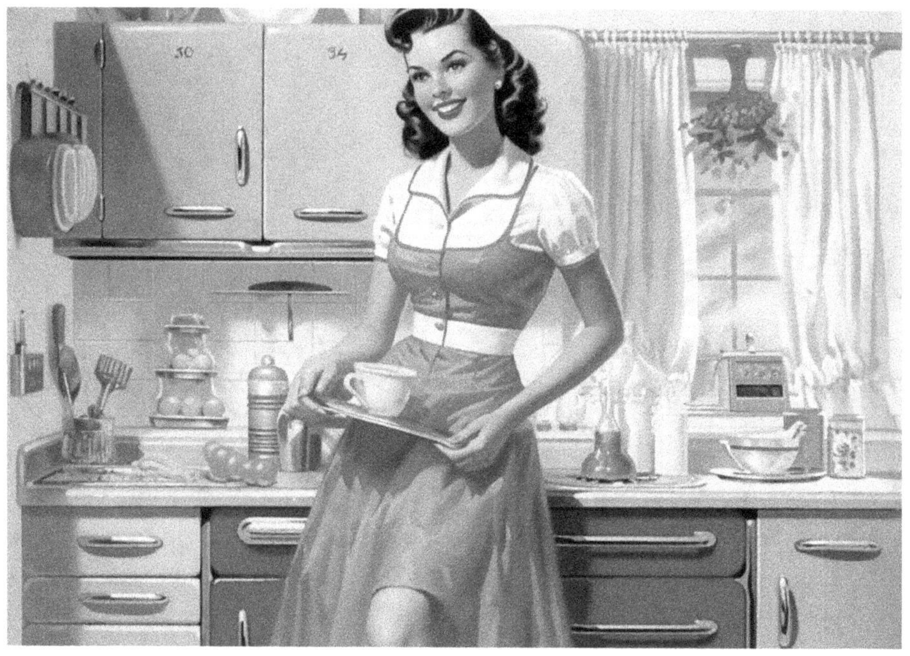

Bulgur con Verduras Asadas:

Ingredientes:
- Bulgur cocido
- Calabacín, tomates cherry y pimientos, asados
- Aceitunas negras, cortadas por la mitad
- Albahaca fresca, picada
- Queso feta desmenuzado (opción vegana si es necesario)
- Aderezo de aceite de oliva y limón

Instrucciones:
1. Combina bulgur con verduras asadas, aceitunas, albahaca y queso feta.
2. Aliña con aderezo de aceite de oliva y limón.
3. Mezcla bien y disfruta de este plato saludable y sabroso.

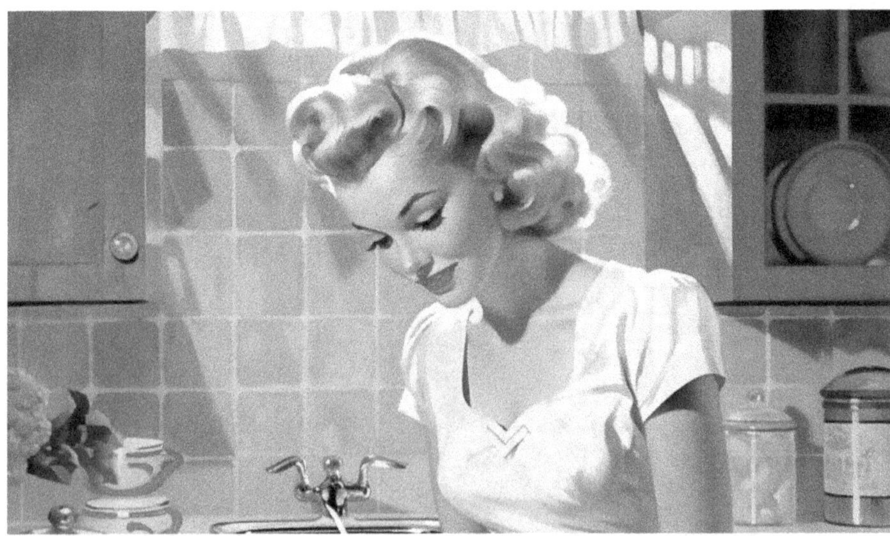

Sopa de Lentejas y Espinacas:

Ingredientes:
- Lentejas cocidas
- Espinacas frescas
- Zanahorias, picadas
- Tomate triturado
- Cebolla, picada
- Ajo, picado
- Caldo de verduras
- Comino en polvo
- Pimienta negra molida

Instrucciones:
1. Saltea cebolla y ajo en una olla.
2. Agrega lentejas, espinacas, zanahorias, tomate, caldo de verduras, comino y pimienta.
3. Cocina hasta que las lentejas estén tiernas.
4. Sirve esta reconfortante sopa caliente.

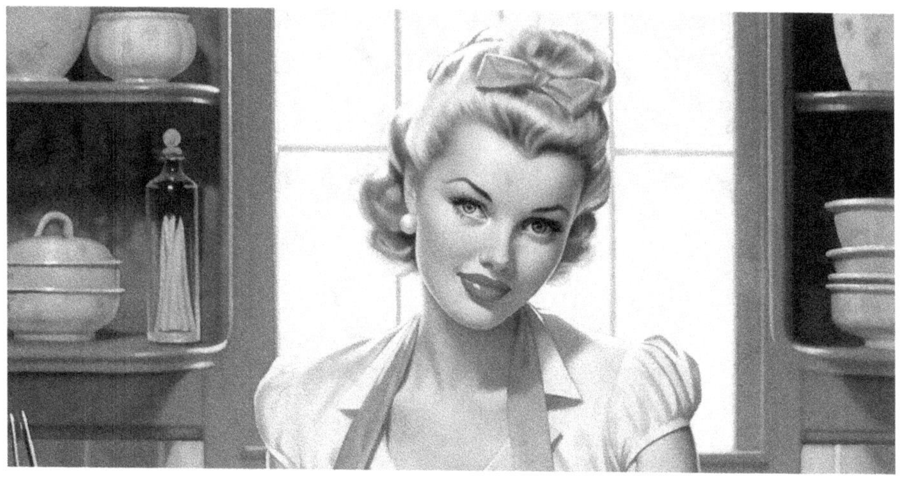

Tazón de Arroz Integral con Vegetales Salteados:

Ingredientes:
- Arroz integral cocido
- Champiñones, espinacas y zanahorias, salteados
- Tofu marinado, a la parrilla
- Salsa de soja baja en sodio
- Cilantro fresco, picado
- Semillas de sésamo

Instrucciones:
1. Combina arroz integral con vegetales salteados y tofu a la parrilla.
2. Riega con salsa de soja y espolvorea cilantro fresco y semillas de sésamo.

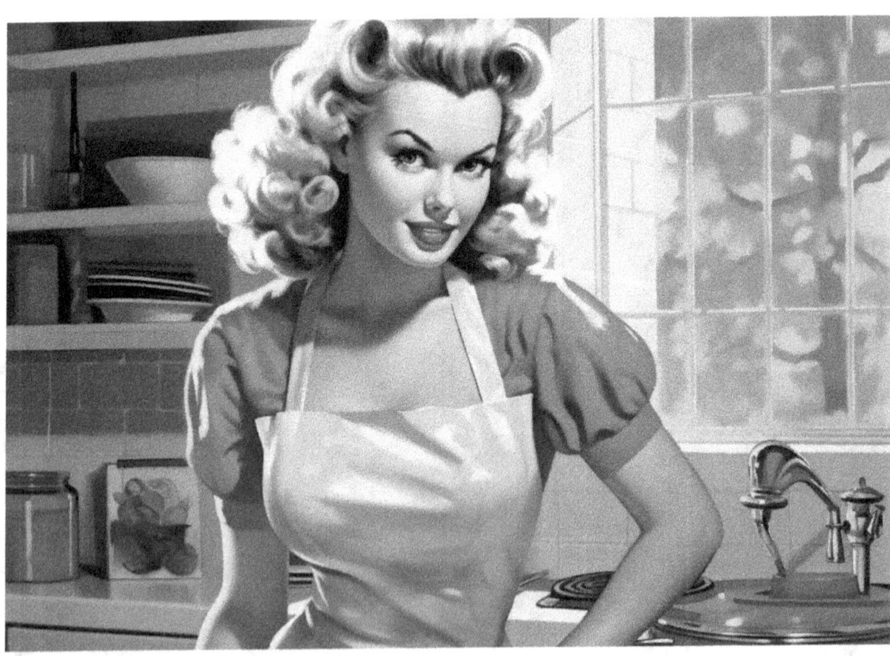

Aguacate Relleno de Quinoa y Tomate:

Ingredientes:
- Aguacates maduros, cortados por la mitad
- Quinoa cocida
- Tomates cherry, cortados por la mitad
- Cilantro fresco, picado
- Limón (jugo)
- Sal y pimienta al gusto

Instrucciones:
1. Rellena los aguacates con quinoa, tomates cherry y cilantro.
2. Rocía con jugo de limón, sal y pimienta.
3. Disfruta de este nutritivo y delicioso aguacate relleno.

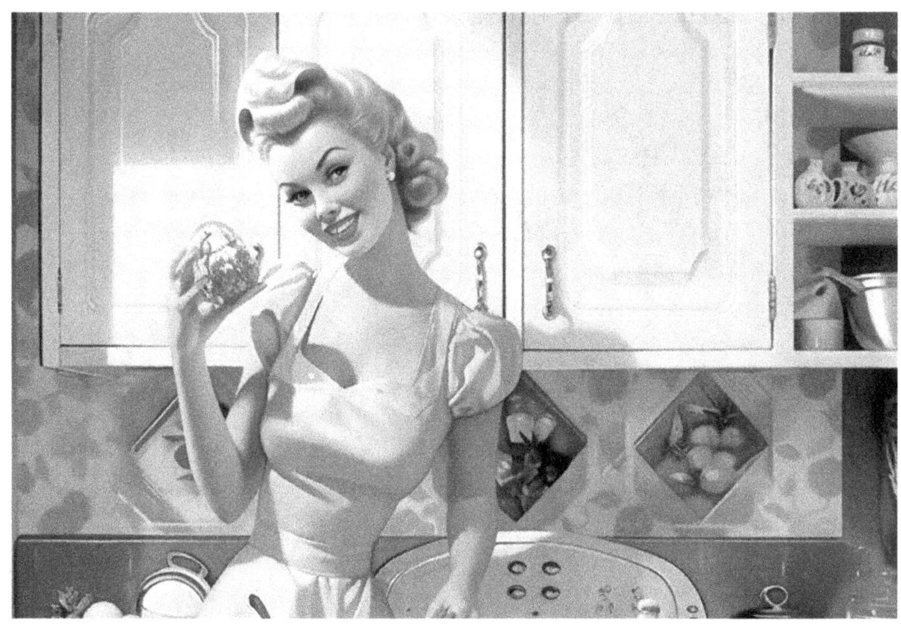

Wok de Verduras con Tofu:

Ingredientes:
- Tofu firme, cortado en cubos
- Brócoli, zanahorias y pimientos, en tiras
- Salsa de soja baja en sodio
- Jengibre fresco, rallado
- Ajo, picado
- Cilantro fresco, picado
- Arroz integral cocido

Instrucciones:
1. Saltea tofu en salsa de soja, jengibre y ajo.
2. Añade brócoli, zanahorias y pimientos.
3. Cocina hasta que las verduras estén tiernas pero aún crujientes.
4. Espolvorea cilantro fresco por encima.
5. Sirve sobre arroz integral cocido.

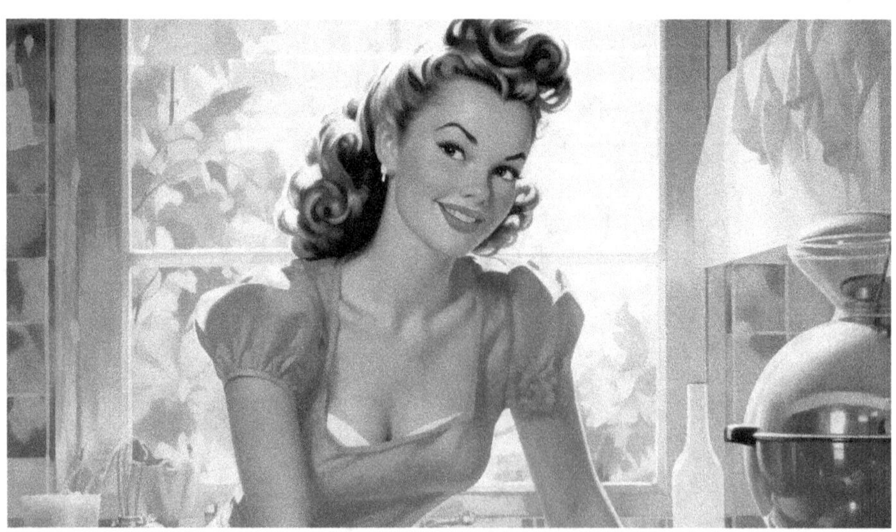

Bowl de Fresas y Almendras:

Ingredientes:
- Fresas, cortadas en rodajas
- Almendras tostadas, picadas
- Yogur griego sin azúcar
- Miel al gusto
- Granola (opcional)

Instrucciones:
1. Coloca fresas en un tazón.
2. Espolvorea almendras tost

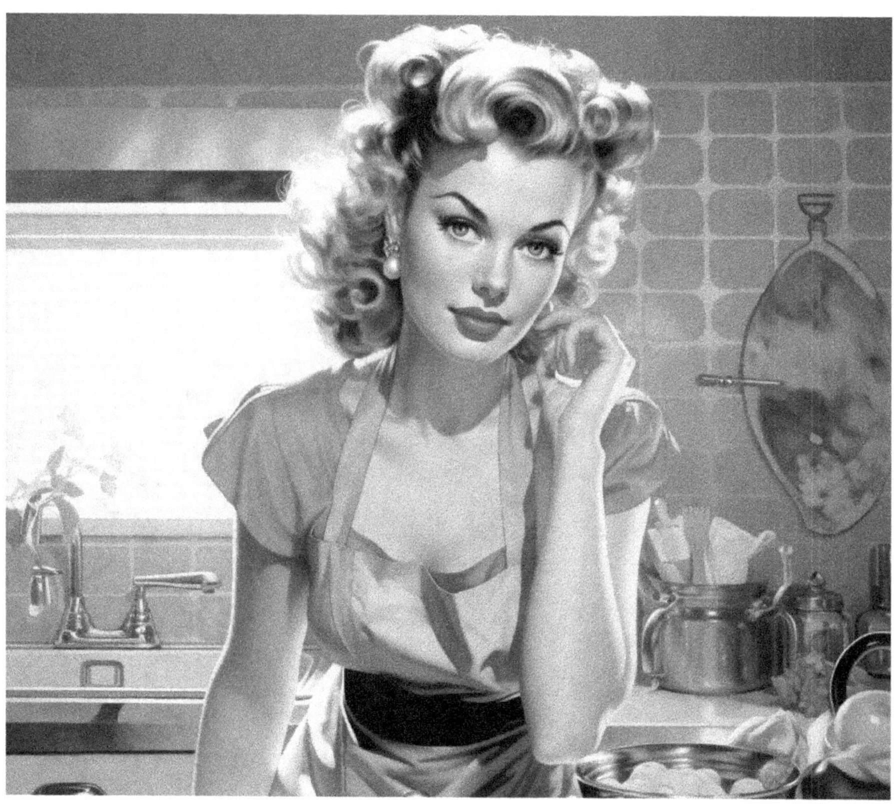

Ensalada de Garbanzos y Tomate:

Ingredientes:
- Garbanzos cocidos
- Tomates, cortados en cubos
- Pepino, en rodajas
- Cebolla roja, picada
- Albahaca fresca, picada
- Aceitunas negras, cortadas por la mitad
- Queso feta desmenuzado (opción vegana si es necesario)
- Aderezo de aceite de oliva y limón

Instrucciones:
1. Combina garbanzos, tomates, pepino, cebolla, albahaca, aceitunas y queso feta.
2. Aliña con aderezo de aceite de oliva y limón.
3. Mezcla bien y disfruta de esta ensalada rica en proteínas.

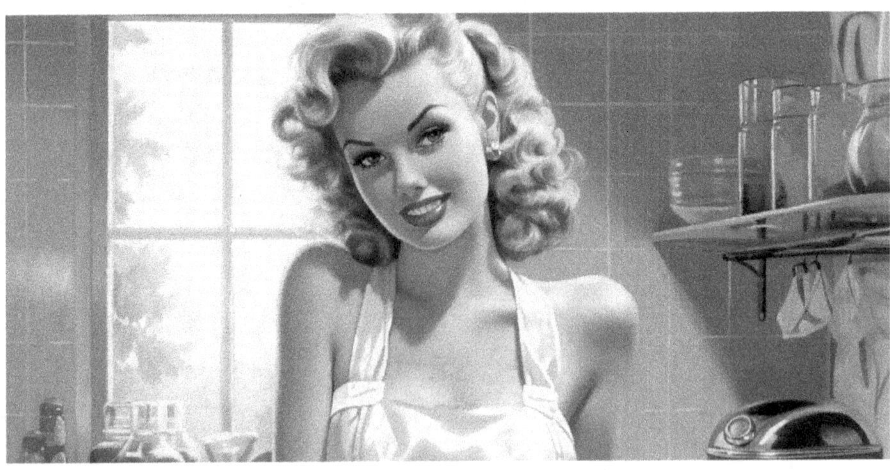

Sopa de Calabacín y Coco:

Ingredientes:
- Calabacines, cortados en rodajas
- Leche de coco
- Cebolla, picada
- Ajo, picado
- Caldo de verduras
- Curry en polvo
- Cilantro fresco, para decorar

Instrucciones:
1. Saltea cebolla y ajo en una olla.
2. Añade calabacines, leche de coco, caldo de verduras y curry.
3. Cocina hasta que los calabacines estén tiernos.
4. Decora con cilantro fresco antes de servir.

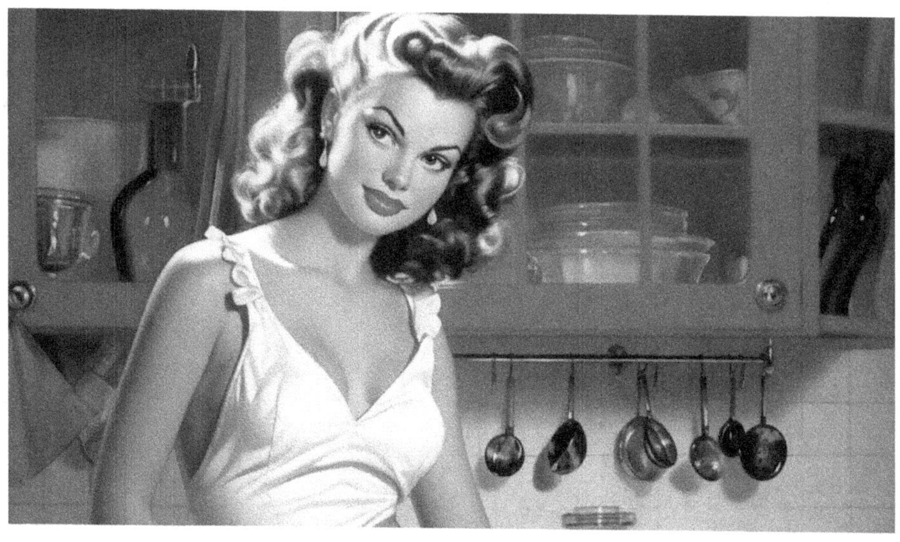

Wraps de Pollo a la Parrilla con Guacamole:

Ingredientes:
- Tortillas integrales
- Pechuga de pollo a la parrilla, en tiras
- Guacamole casero (aguacate, tomate, cebolla, cilantro, limón)
- Lechuga, en tiras
- Salsa picante (opcional)

Instrucciones:
1. Rellena las tortillas con pollo a la parrilla, guacamole, lechuga y salsa picante si lo deseas.
2. Envuelve los wraps y disfruta de esta combinación sabrosa.

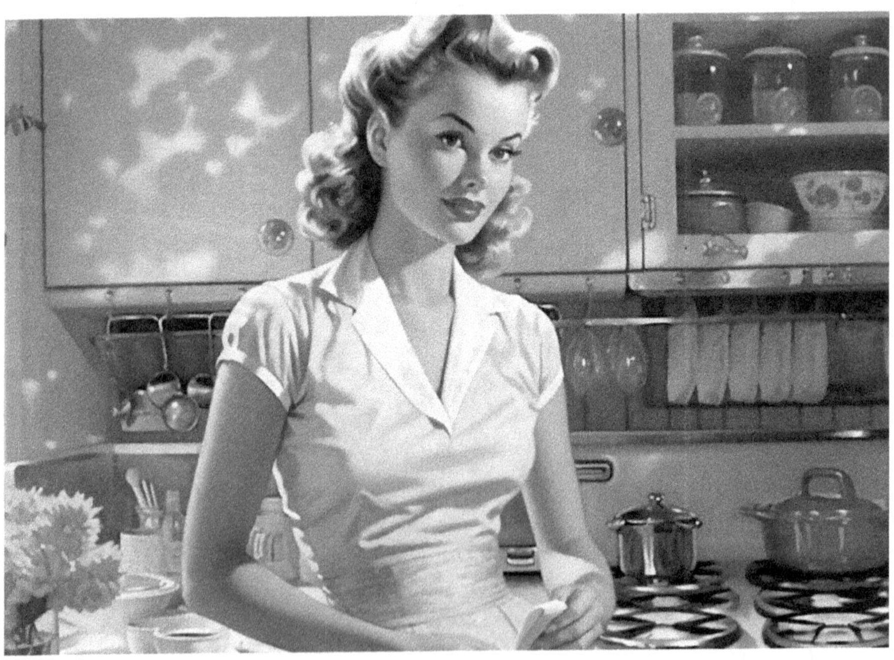

Tazón de Arroz con Tofu Teriyaki y Vegetales:

Ingredientes:
- Arroz integral cocido
- Tofu marinado en salsa teriyaki, a la parrilla
- Brócoli, zanahorias y pimientos, salteados
- Aguacate, en rodajas
- Sésamo tostado
- Cebollín, picado

Instrucciones:
1. Coloca arroz en un tazón y añade tofu teriyaki, vegetales salteados y aguacate.
2. Espolvorea con sésamo tostado y cebollín.

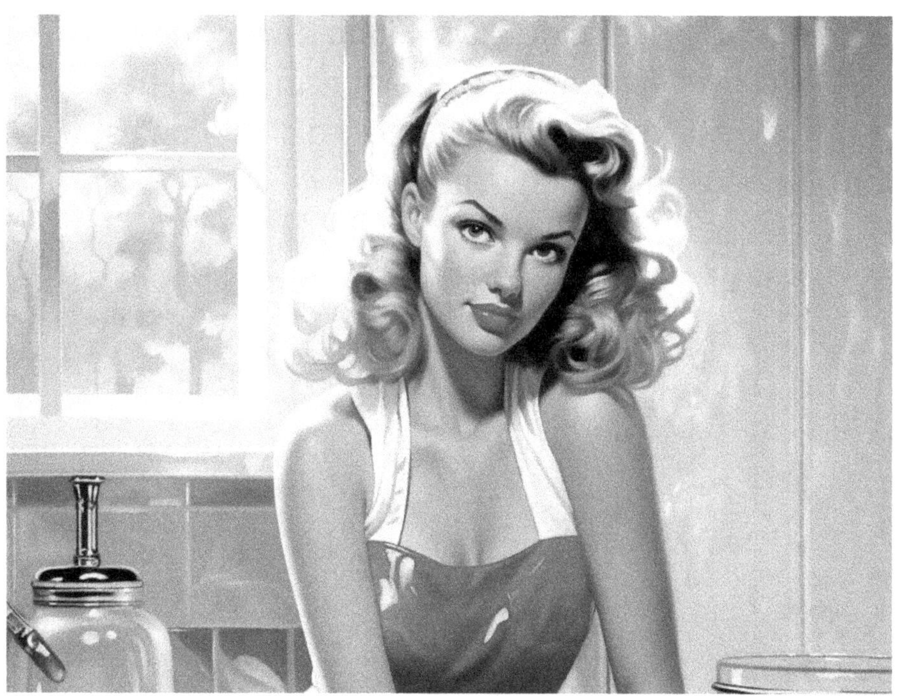

Espaguetis de Calabacín con Pesto de Aguacate:

Ingredientes:
- Calabacines, espiralizados
- Aguacate maduro
- Albahaca fresca
- Piñones
- Ajo, picado
- Aceite de oliva virgen extra
- Limón (jugo)
- Sal y pimienta al gusto

Instrucciones:
1. Haz espaguetis de calabacín usando un espiralizador.
2. Prepara un pesto mezclando aguacate, albahaca, piñones, ajo, aceite de oliva y jugo de limón.
3. Mezcla los espaguetis de calabacín con el pesto.
4. Añade sal y pimienta al gusto y disfruta de esta opción baja en carbohidratos.

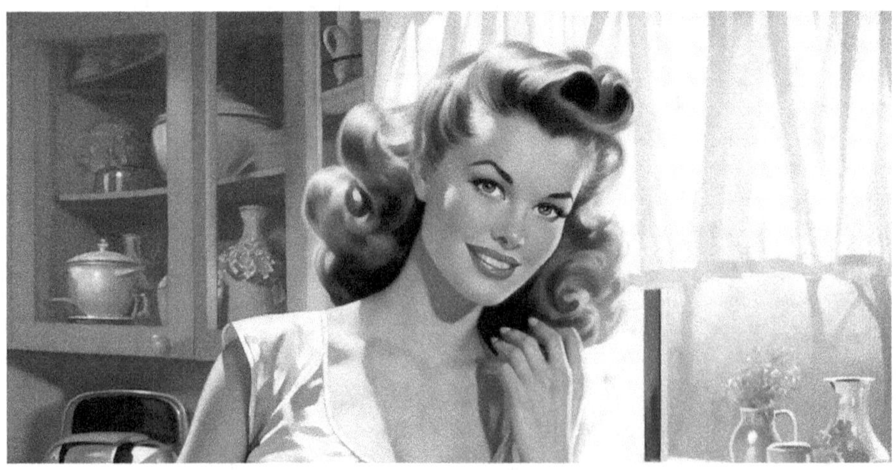

Panqueques de Avena y Plátano:

Ingredientes:
- Avena
- Plátano maduro
- Leche de almendras
- Huevos
- Polvo de hornear
- Canela en polvo
- Frutas frescas para decorar

Instrucciones:
1. Mezcla avena, plátano, leche de almendras, huevos, polvo de hornear y canela en una licuadora.
2. Vierte la mezcla en una sartén caliente para hacer panqueques.
3. Decora con frutas frescas antes de servir.

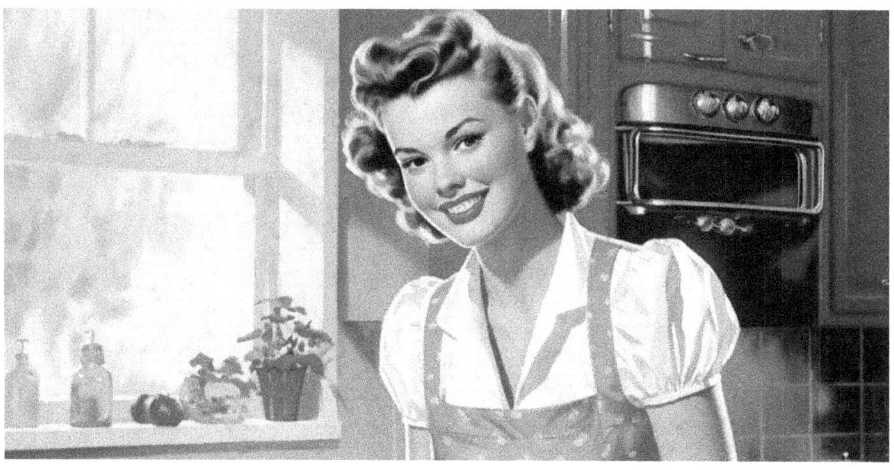

Tazón de Açaí con Granola y Frutas:

Ingredientes:
- Pulpa de açaí congelada
- Plátano, congelado y en rodajas
- Leche de almendras
- Granola sin azúcares añadidos
- Fresas y arándanos

Instrucciones:
1. Mezcla pulpa de açaí, plátano y leche de almendras en una licuadora hasta obtener una mezcla cremosa.
2. Vierte en un tazón y decora con granola, fresas y arándanos.

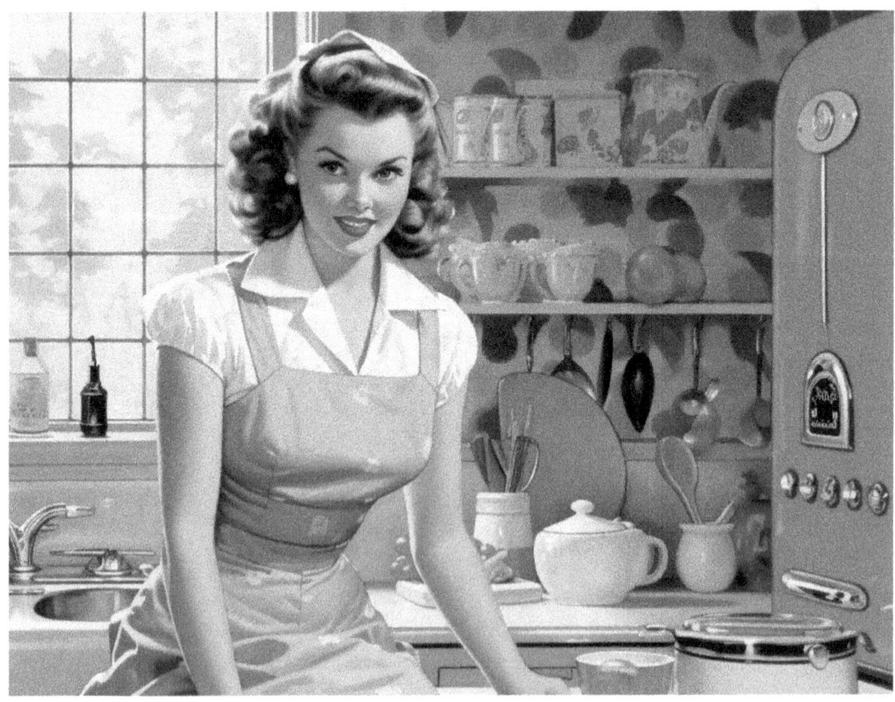

Té Verde con Menta y Limón:

Ingredientes:
- Bolsas de té verde
- Hojas de menta fresca
- Rodajas de limón
- Miel al gusto

Instrucciones:
1. Prepara té verde y deja que se enfríe.
2. Agrega hojas de menta, rodajas de limón y miel al gusto.
3. Sirve con hielo si lo prefieres.

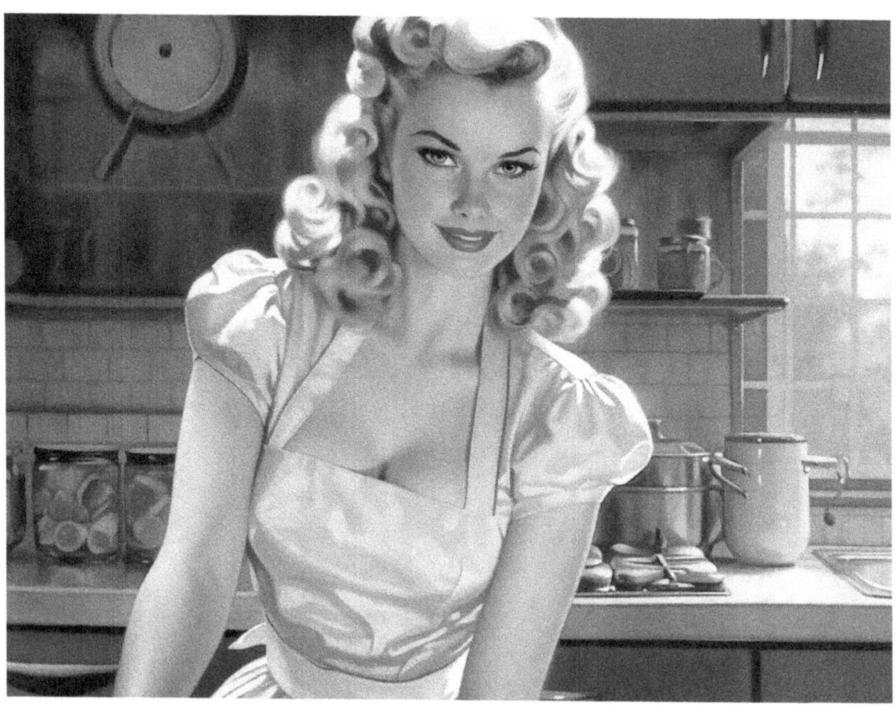

Rollitos de Nori con Salmón y Aguacate:

Ingredientes:
- Hojas de nori
- Salmón ahumado, en tiras
- Aguacate, en rodajas
- Pepino, en tiras finas
- Arroz integral cocido
- Salsa de soja baja en sodio
- Jengibre encurtido
- Wasabi (opcional)

Instrucciones:
1. Coloca una hoja de nori sobre una esterilla para sushi.
2. Extiende una capa delgada de arroz integral sobre la hoja de nori.
3. Añade tiras de salmón, rodajas de aguacate y tiras de pepino.
4. Enrolla cuidadosamente y corta en rodajas.
5. Sirve con salsa de soja, jengibre encurtido y wasabi si lo deseas.

Ensalada de Quinoa con Mango y Aguacate:

Ingredientes:
- Quinoa cocida
- Mango, cortado en cubos
- Aguacate, en cubos
- Cilantro fresco, picado
- Jugo de lima
- Aceite de oliva virgen extra
- Sal y pimienta al gusto

Instrucciones:
1. Combina quinoa, mango, aguacate y cilantro en un tazón.
2. Aliña con jugo de lima, aceite de oliva, sal y pimienta.
3. Mezcla bien y disfruta de esta ensalada tropical y saludable.

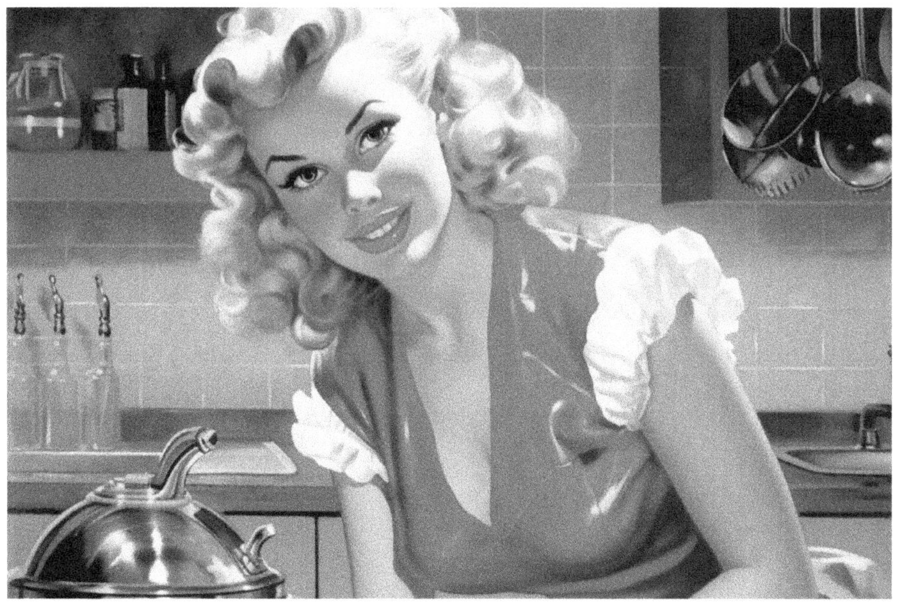

Tazón de Batata Asada con Garbanzos y Tahini:

Ingredientes:
- Batata, cortada en cubos
- Garbanzos cocidos
- Espinacas frescas
- Tomates cherry, cortados por la mitad
- Salsa de tahini (tahini, limón, ajo, agua)
- Semillas de girasol tostadas

Instrucciones:
1. Asa la batata en el horno hasta que esté dorada.
2. Combina batata asada, garbanzos, espinacas y tomates en un tazón.
3. Riega con salsa de tahini y espolvorea semillas de girasol tostadas.

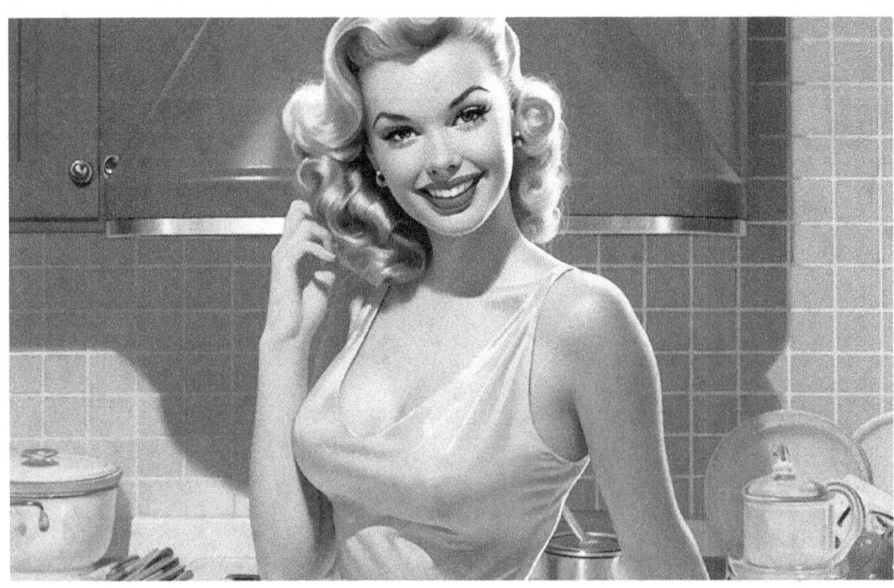

Té de Cúrcuma y Jengibre:

Ingredientes:
- Raíz de cúrcuma fresca, rallada
- Jengibre fresco, rallado
- Miel al gusto
- Rodajas de limón
- Agua caliente

Instrucciones:
1. Mezcla cúrcuma y jengibre rallados en una taza.
2. Vierte agua caliente sobre la mezcla.
3. Añade rodajas de limón y endulza con miel al gusto.
4. Disfruta de este té reconfortante y lleno de beneficios para la salud.

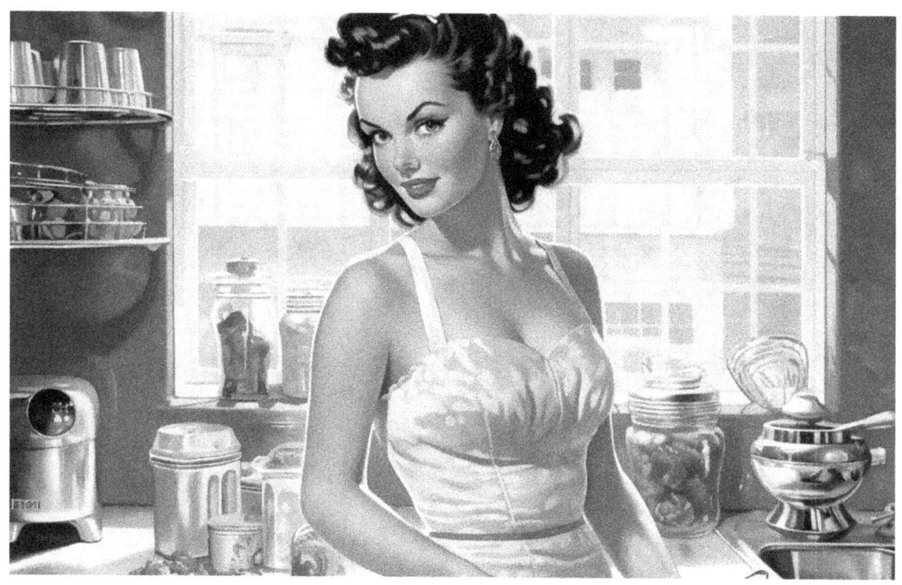

Ensalada de Berros con Naranja y Almendras:

Ingredientes:
- Berros, lavados y escurridos
- Naranjas, peladas y en gajos
- Almendras tostadas, picadas
- Queso feta desmenuzado (opción vegana si es necesario)
- Aderezo de vinagre balsámico

Instrucciones:
1. Combina berros, gajos de naranja, almendras y queso feta en un tazón.
2. Aliña con aderezo de vinagre balsámico.
3. Mezcla suavemente y disfruta de esta ensalada refrescante.

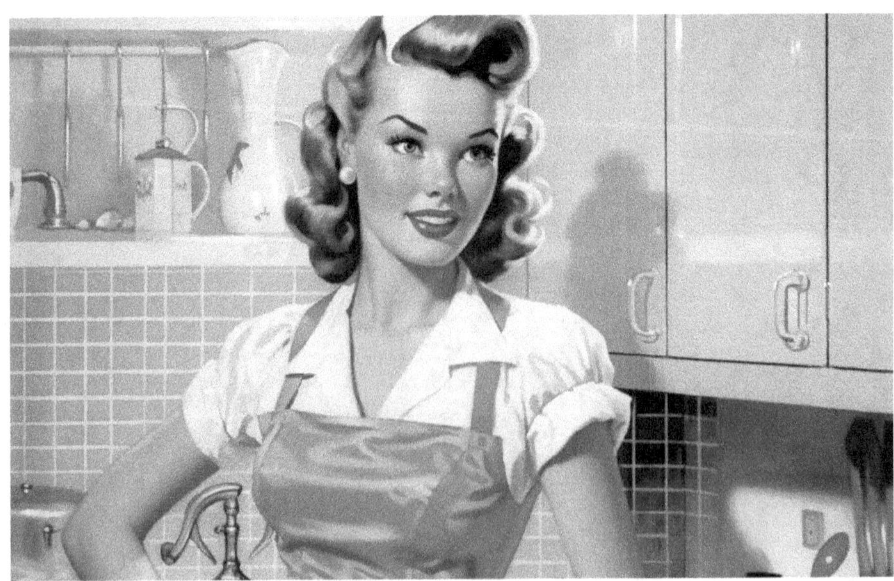

Batido de Bayas y Espinacas:

Ingredientes:
- Espinacas frescas
- Mezcla de bayas congeladas (fresas, arándanos, moras)
- Leche de almendras
- Semillas de chía
- Miel al gusto

Instrucciones:
1. Mezcla espinacas, bayas, leche de almendras y semillas de chía en una licuadora.
2. Añade miel al gusto y mezcla hasta obtener un batido suave.
3. Sirve en un vaso y disfruta de esta bebida llena de antioxidantes.

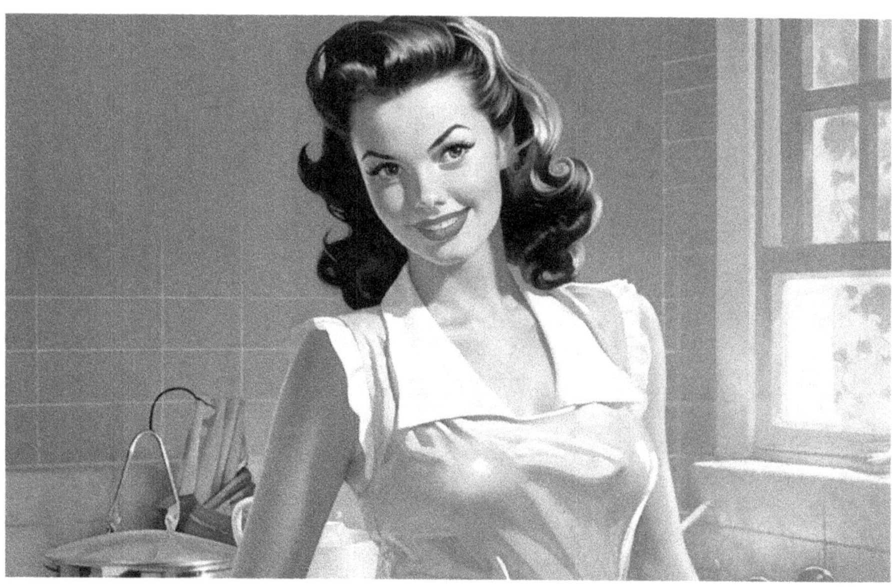

Tacos de Lentejas con Guacamole:

Ingredientes:
- Tortillas de maíz
- Lentejas cocidas
- Tomate, cebolla y cilantro, picados
- Guacamole casero
- Limón (gajos)

Instrucciones:
1. Rellena las tortillas con lentejas, tomate, cebolla y cilantro.
2. Cubre con guacamole casero y exprime limón por encima.
3. Disfruta de estos tacos veganos y llenos de proteínas

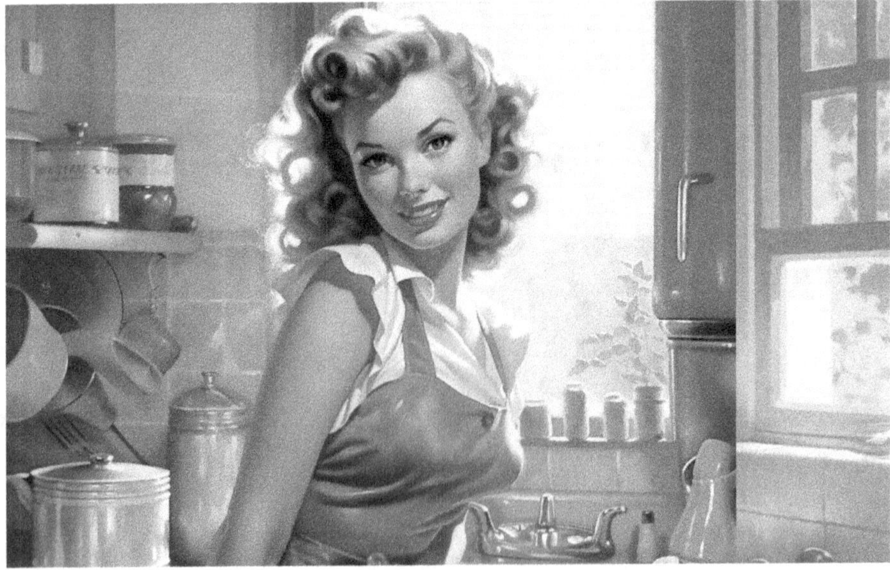

Ensalada de Higos y Rúcula:

Ingredientes:
- Higos frescos, cortados por la mitad
- Rúcula, lavada y escurrida
- Queso de cabra desmenuzado (opción vegana si es necesario)
- Nueces tostadas
- Vinagreta de miel y mostaza

Instrucciones:
1. Coloca rúcula en un tazón y agrega higos, queso de cabra y nueces.
2. Aliña con vinagreta de miel y mostaza.
3. Mezcla suavemente y disfruta de esta ensalada

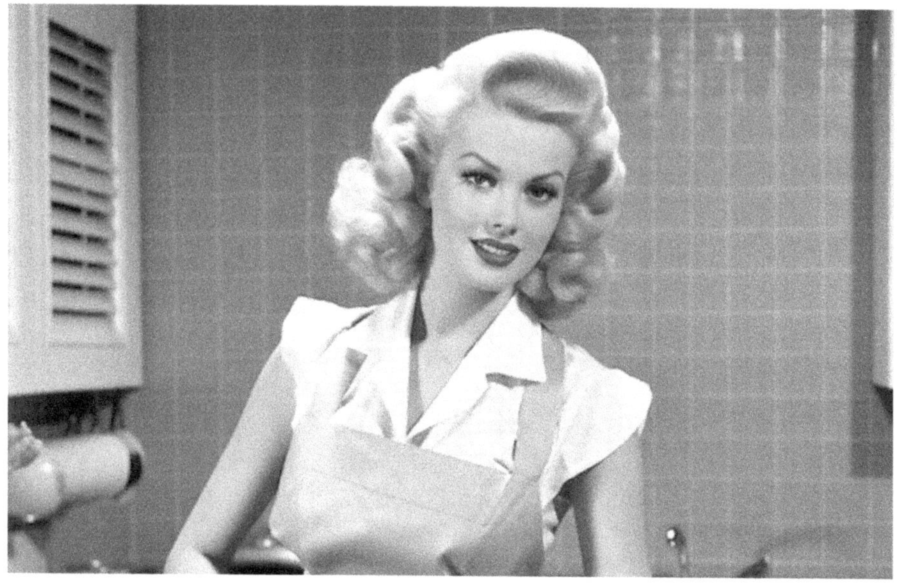

Guiso de Quinoa y Verduras:

Ingredientes:
- Quinoa cocida
- Calabacines, zanahorias y judías verdes, en trozos
- Tomate triturado
- Caldo de verduras
- Ajo, picado
- Pimentón ahumado
- Albahaca fresca, picada

Instrucciones:
1. Saltea ajo en una olla y agrega calabacines, zanahorias y judías verdes.
2. Vierte tomate triturado, caldo de verduras, pimentón ahumado y quinoa cocida.
3. Cocina hasta que las verduras estén tiernas y el guiso tenga una consistencia espesa.
4. Espolvorea albahaca fresca antes de servir.

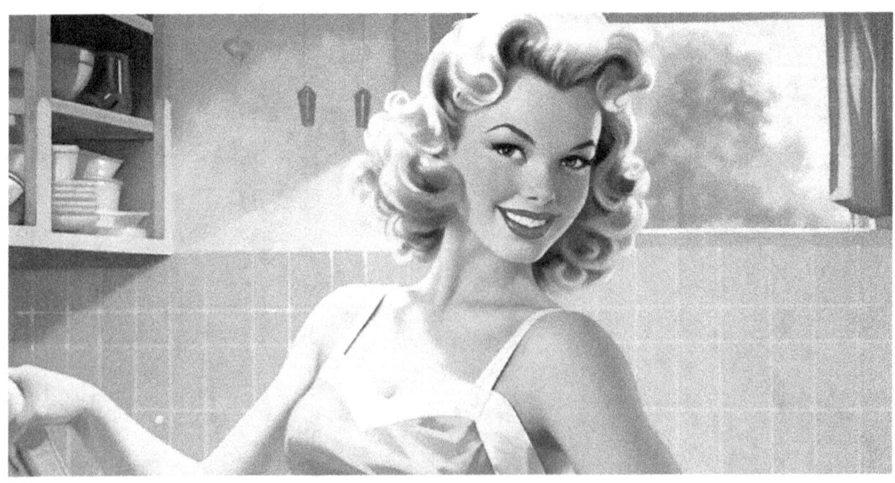

Sushi de Aguacate y Mango:

Ingredientes:
- Algas nori
- Arroz para sushi
- Aguacate, en tiras
- Mango, en tiras
- Salsa de soja baja en sodio
- Wasabi y jengibre encurtido (opcional)

Instrucciones:
1. Extiende una capa delgada de arroz sobre una hoja de alga nori.
2. Coloca tiras de aguacate y mango en el centro.
3. Enrolla cuidadosamente y corta en rodajas.
4. Sirve con salsa de soja, wasabi y jengibre encurtido si lo deseas.

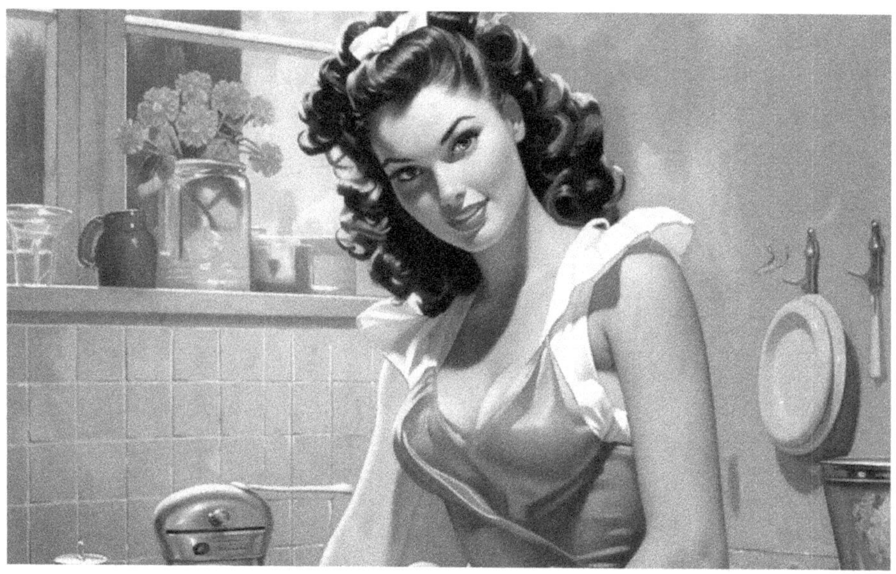

Tazón de Quinoa con Coco y Piña:

Ingredientes:
- Quinoa cocida
- Leche de coco
- Piña, en trozos
- Coco rallado
- Almendras tostadas, picadas
- Menta fresca, para decorar

Instrucciones:
1. Mezcla quinoa con leche de coco y decora con piña,
coco rallado y almendras.
2. Adorna con hojas de menta fresca antes de servir.

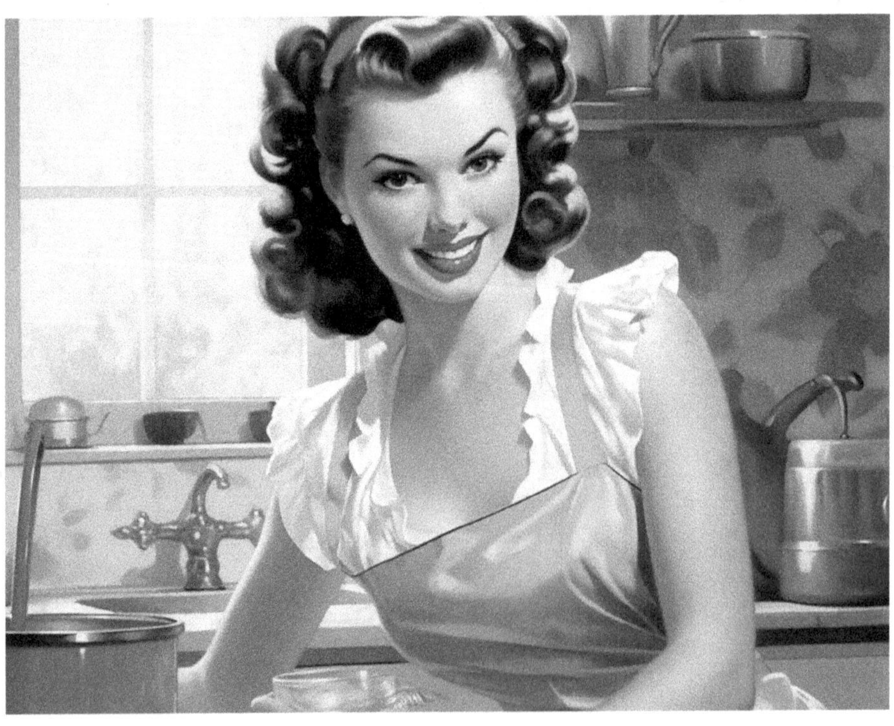

Té de Manzanilla con Miel y Limón:

Ingredientes:
- Bolsas de té de manzanilla
- Miel al gusto
- Rodajas de limón
- Agua caliente

Instrucciones:
1. Prepara té de manzanilla y endulza con miel al gusto.
2. Añade rodajas de limón y disfruta de esta infusión relajante.

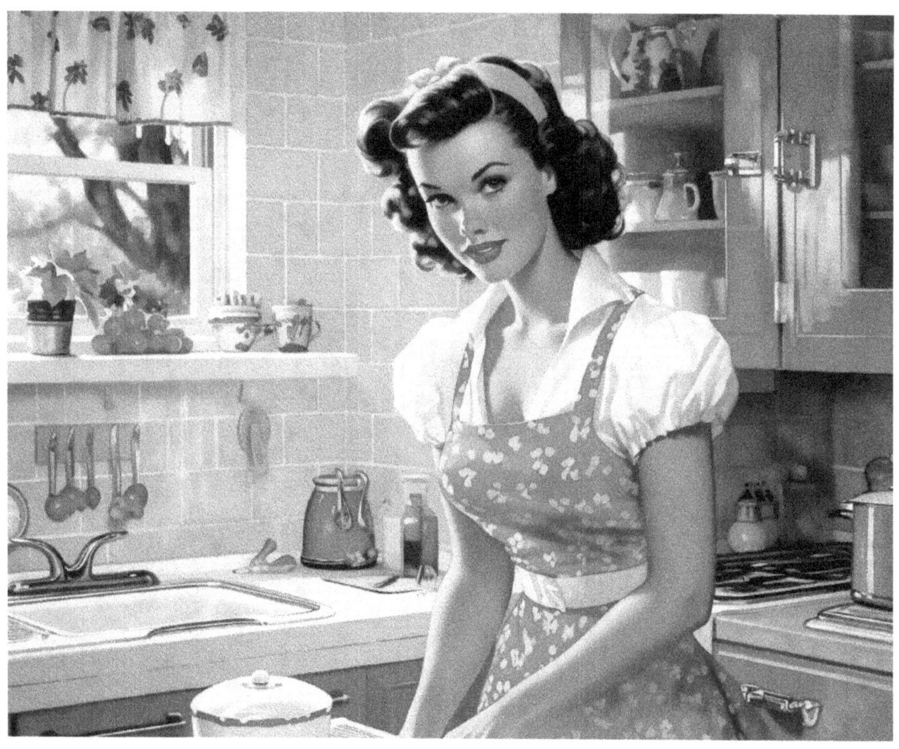

Ensalada de Col Rizada con Granada y Nueces:

Ingredientes:
- Col rizada, picada
- Granos de granada
- Nueces, picadas
- Queso feta desmenuzado (opción vegana si es necesario)
- Aderezo de vinagre balsámico

Instrucciones:
1. Masajea la col rizada con aderezo de vinagre balsámico.
2. Agrega granos de granada, nueces y queso feta.
3. Mezcla bien y disfruta de esta ensalada

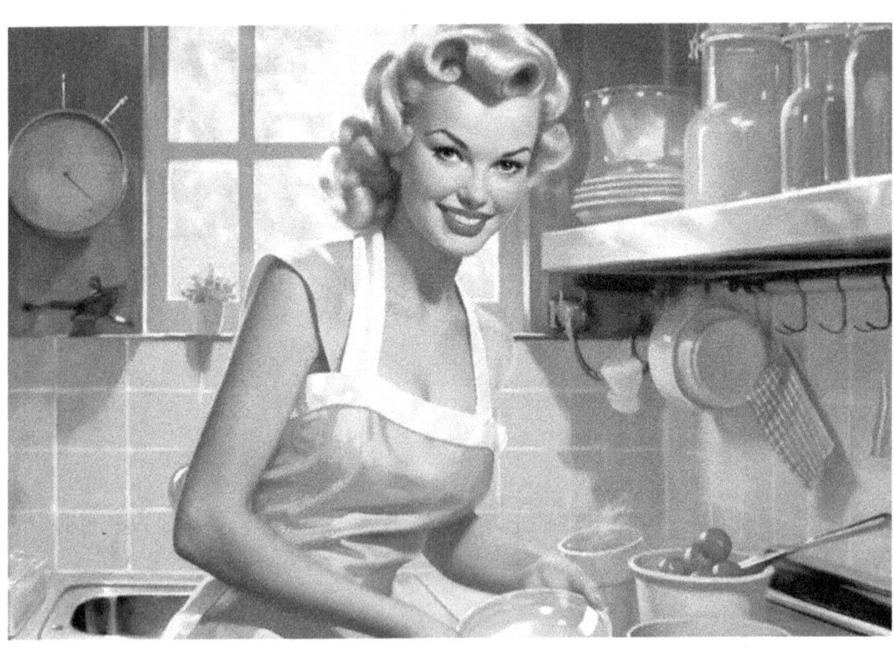

Tazón de Batata Asada con Garbanzos y Pesto de Albahaca:

Ingredientes:
- Batata, cortada en cubos
- Garbanzos cocidos
- Espárragos, cortados en trozos
- Pesto de albahaca (albahaca, piñones, ajo, aceite de oliva, levadura nutricional)
- Limón (jugo)

Instrucciones:
1. Asa batata, garbanzos y espárragos en el horno hasta que estén dorados.
2. Coloca en un tazón y agrega pesto de albahaca.
3. Exprime limón por encima antes de servir.

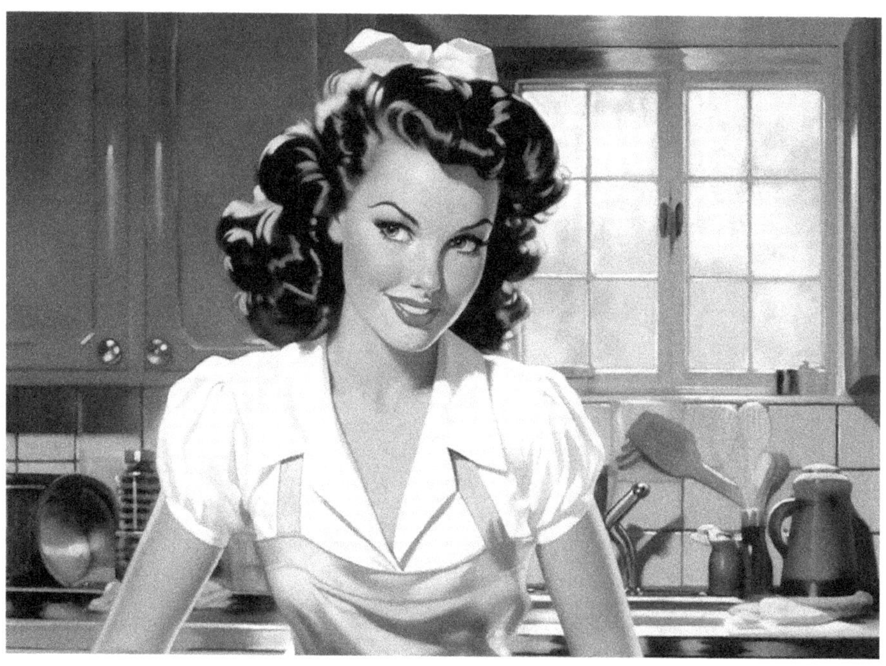

Curry de Lentejas y Calabacín:

Ingredientes:
- Lentejas cocidas
- Calabacines, en trozos
- Tomate triturado
- Leche de coco
- Curry en polvo
- Cilantro fresco, picado
- Arroz integral cocido

Instrucciones:
1. Cocina calabacines en una mezcla de tomate triturado y leche de coco.
2. Añade lentejas cocidas, curry en polvo y cilantro.
3. Sirve sobre arroz integral cocido.

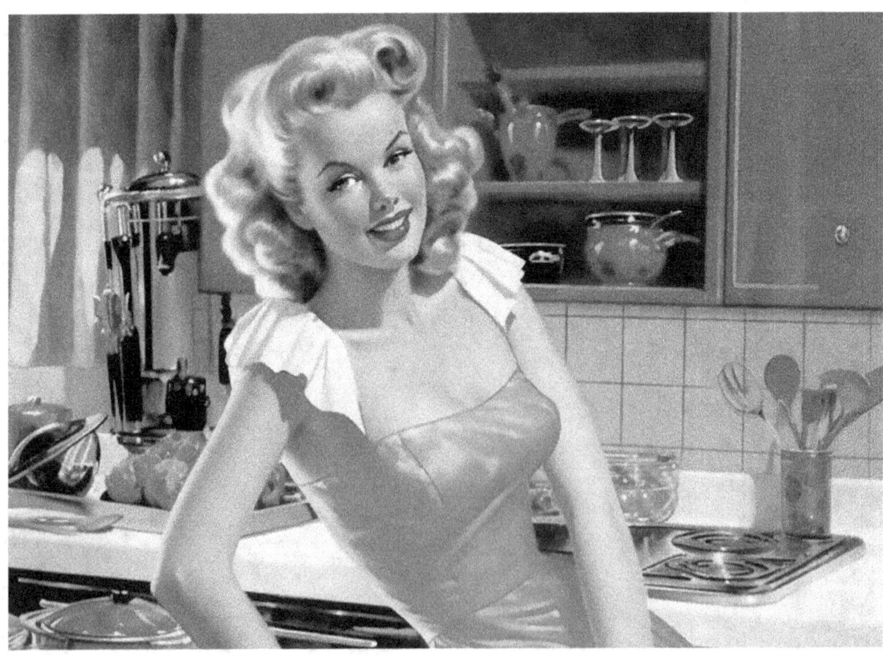

Rollitos de Lechuga con Tofu y Jengibre:

Ingredientes:
- Hojas de lechuga
- Tofu firme, en tiras
- Zanahoria, rallada
- Pepino, en tiras
- Jengibre fresco, rallado
- Salsa de soja baja en sodio

Instrucciones:
1. Coloca tiras de tofu, zanahoria y pepino en hojas de lechuga.
2. Espolvorea jengibre rallado y rocía con salsa de soja.
3. Enrolla los rollitos y sirve.

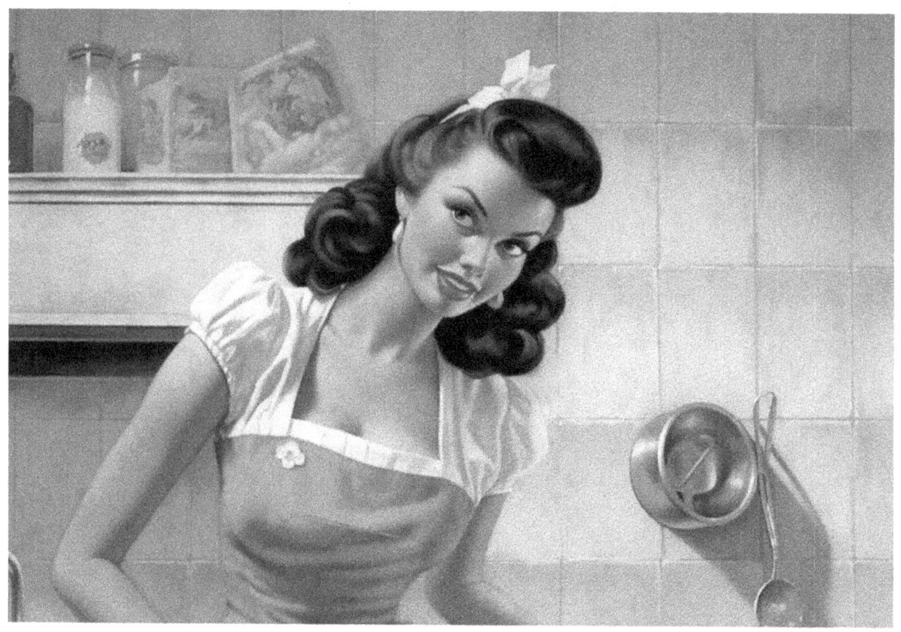

Tazón de Espárragos Asados con Quinoa y Limón:

Ingredientes:
- Espárragos, asados
- Quinoa cocida
- Aguacate, en cubos
- Tomates cherry, cortados por la mitad
- Limón (jugo)
- Albahaca fresca, picada
- Queso feta desmenuzado (opción vegana si es necesario)

Instrucciones:
1. Combina espárragos asados, quinoa, aguacate y tomates en un tazón.
2. Exprime limón por encima y espolvorea albahaca fresca y queso feta.
3. Mezcla suavemente y disfruta.

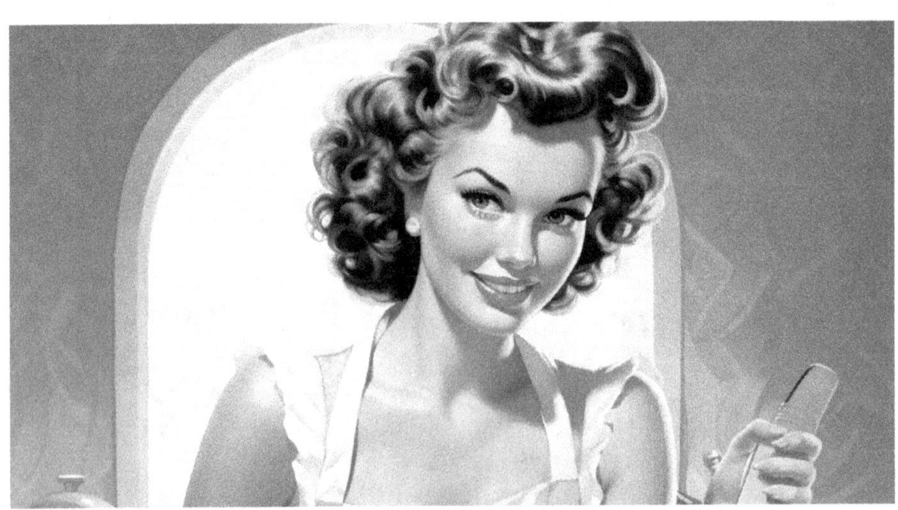

Hamburguesas de Quinoa y Espinacas:

Ingredientes:
- Quinoa cocida
- Espinacas, picadas
- Cebolla roja, picada
- Ajo, picado
- Comino en polvo
- Huevo (o sustituto de huevo)
- Pan integral para hamburguesas
- Aguacate, en rodajas

Instrucciones:
1. Mezcla quinoa, espinacas, cebolla, ajo, comino y huevo en un tazón.
2. Forma hamburguesas y cocina a la parrilla.
3. Sirve en pan integral y decora con rodajas de aguacate.

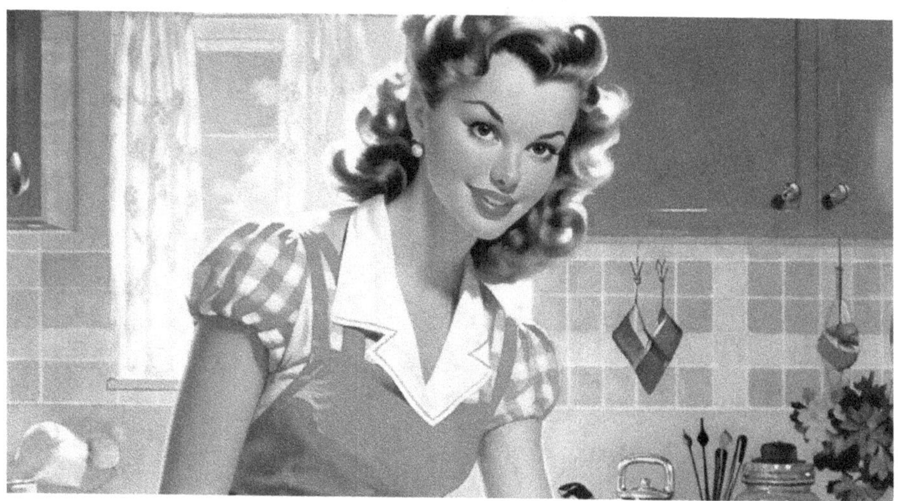

Sopa de Tomate Asado con Albahaca:

Ingredientes:
- Tomates, asados
- Cebolla, asada
- Ajo, asado
- Caldo de verduras
- Albahaca fresca, picada
- Crutones integrales

Instrucciones:
1. Asa tomates, cebolla y ajo en el horno.
2. Mezcla con caldo de verduras y albahaca.
3. Tritura y sirve con crutones integrales.

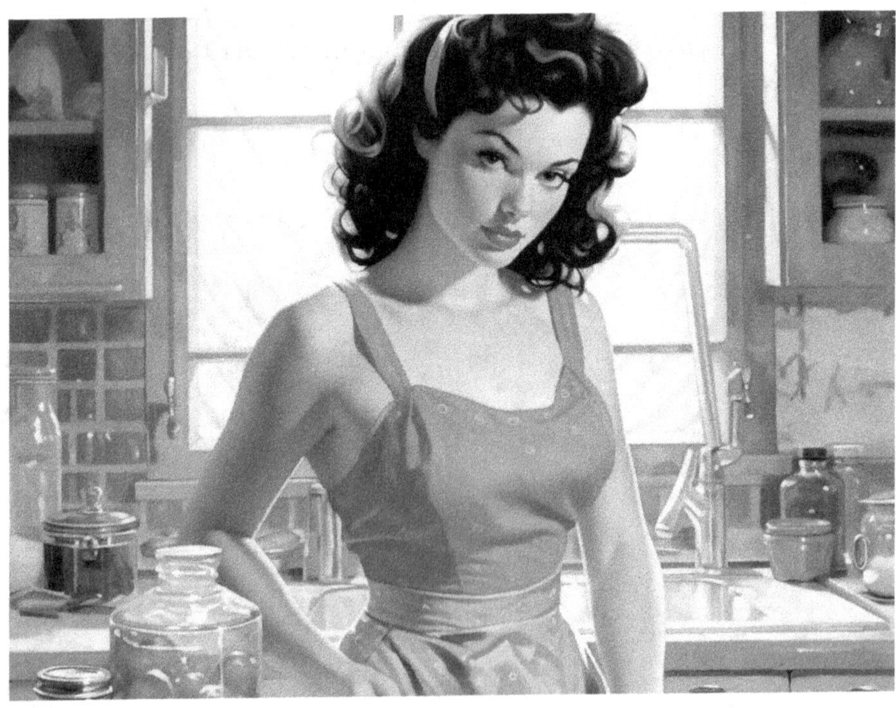

Té de Hibisco con Menta:

Ingredientes:
- Flores de hibisco secas
- Hojas de menta fresca
- Miel al gusto
- Agua caliente

Instrucciones:
1. Infunde flores de hibisco y hojas de menta en agua caliente.
2. Endulza con miel al gusto.
3. Disfruta de este té refrescante y lleno de antioxidantes.

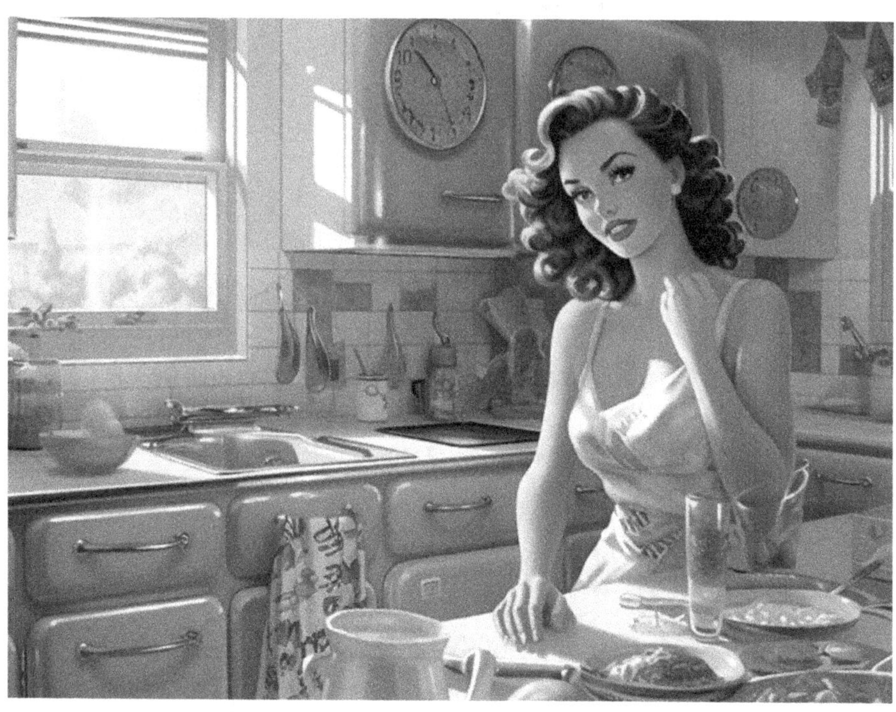

Ensalada de Tomate y Aguacate con Aderezo de Cilantro:

Ingredientes:
- Tomates, en rodajas
- Aguacate, en cubos
- Cilantro fresco, picado
- Limón (jugo)
- Aceite de oliva virgen extra
- Sal y pimienta al gusto

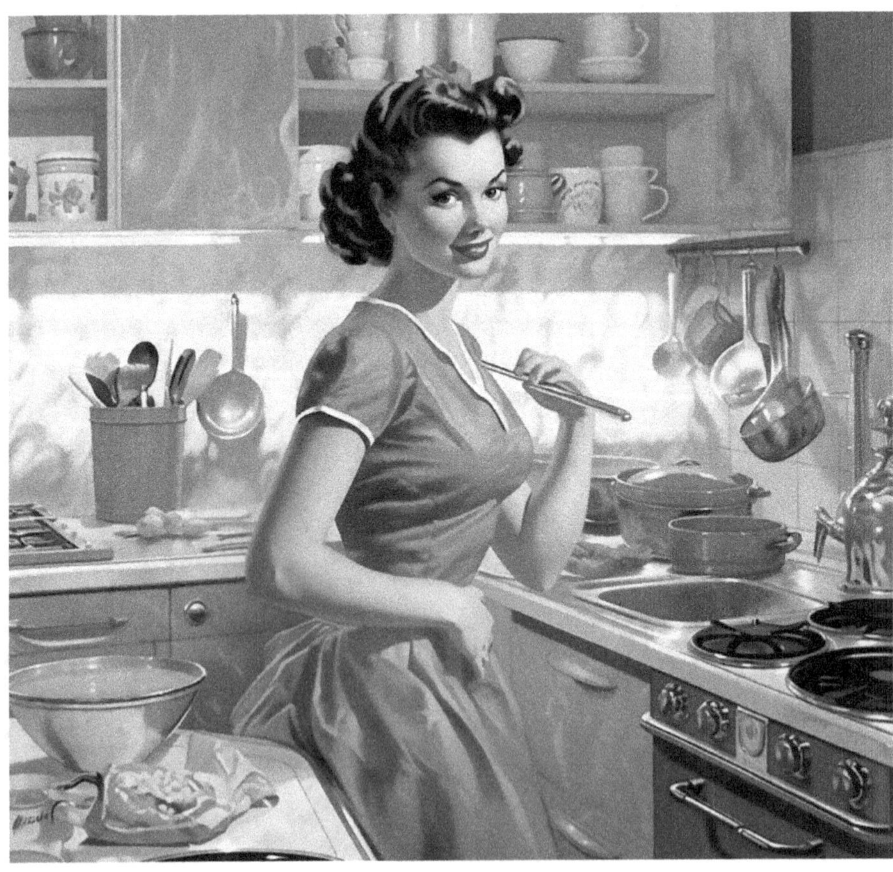

Tazón de Berenjena Asada con Quinoa y Tomates Secos:

Ingredientes:
- Berenjena, cortada en rodajas
- Quinoa cocida
- Tomates secos, hidratados y picados
- Espinacas frescas
- Aceitunas negras, en rodajas
- Aceite de oliva virgen extra
- Vinagre balsámico

Instrucciones:
1. Asa las rodajas de berenjena en el horno.
2. En un tazón, combina berenjena asada, quinoa, tomates secos, espinacas y aceitunas.
3. Rocía con aceite de oliva y vinagre balsámico. Mezcla bien y sirve.

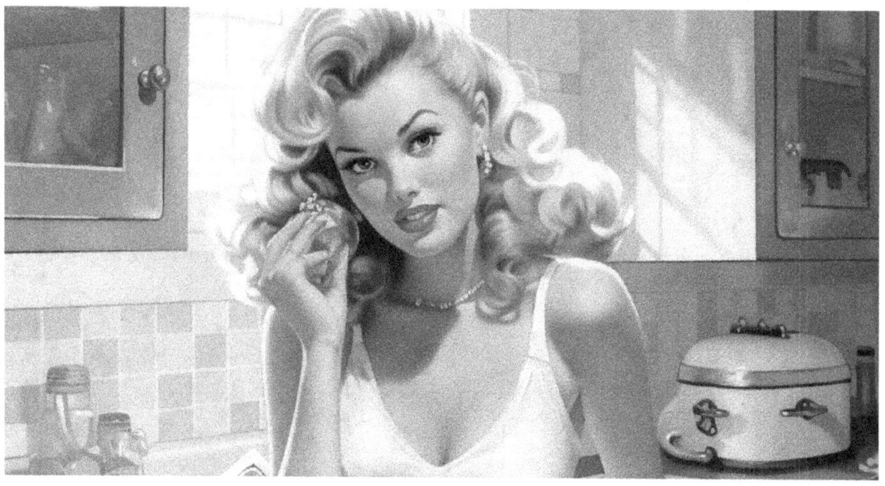

Té Verde con Jengibre y Menta:

Ingredientes:
- Bolsas de té verde
- Rodajas de jengibre fresco
- Hojas de menta fresca
- Miel al gusto
- Agua caliente

Instrucciones:
1. Prepara té verde y añade rodajas de jengibre y hojas de menta.
2. Endulza con miel al gusto.
3. Disfruta de este té revitalizante.

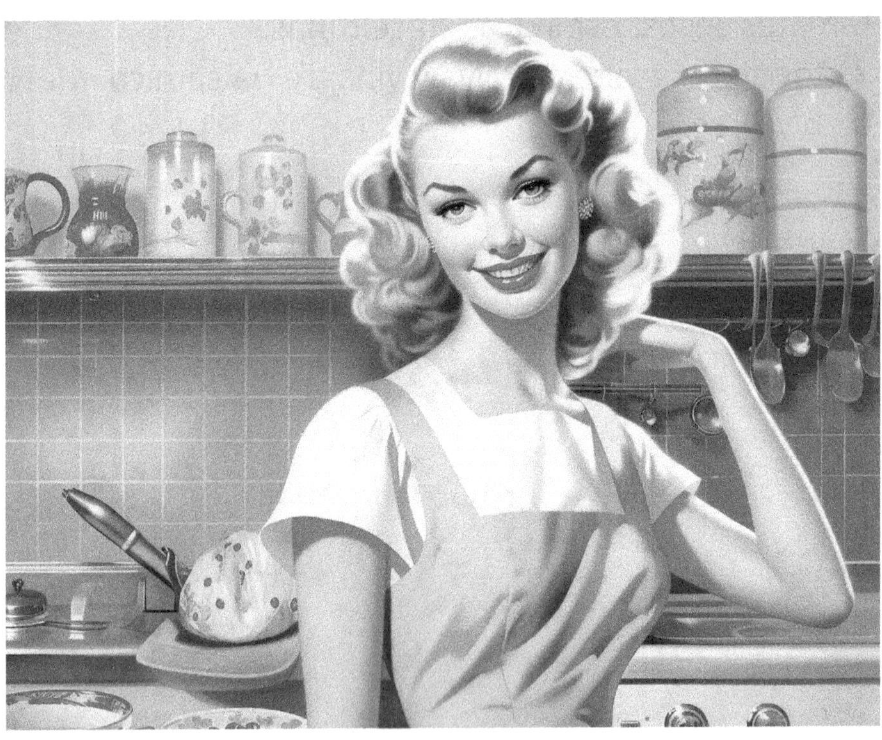

Ensalada de Garbanzos y Pimientos Asados:

Ingredientes:
- Garbanzos cocidos
- Pimientos asados, en tiras
- Pepino, en cubos
- Tomates cherry, cortados por la mitad
- Perejil fresco, picado
- Aderezo de limón y mostaza

Instrucciones:
1. Combina garbanzos, pimientos, pepino, tomates y perejil en un tazón.
2. Aliña con aderezo de limón y mostaza.
3. Mezcla suavemente y disfruta de esta ensalada rica en proteínas.

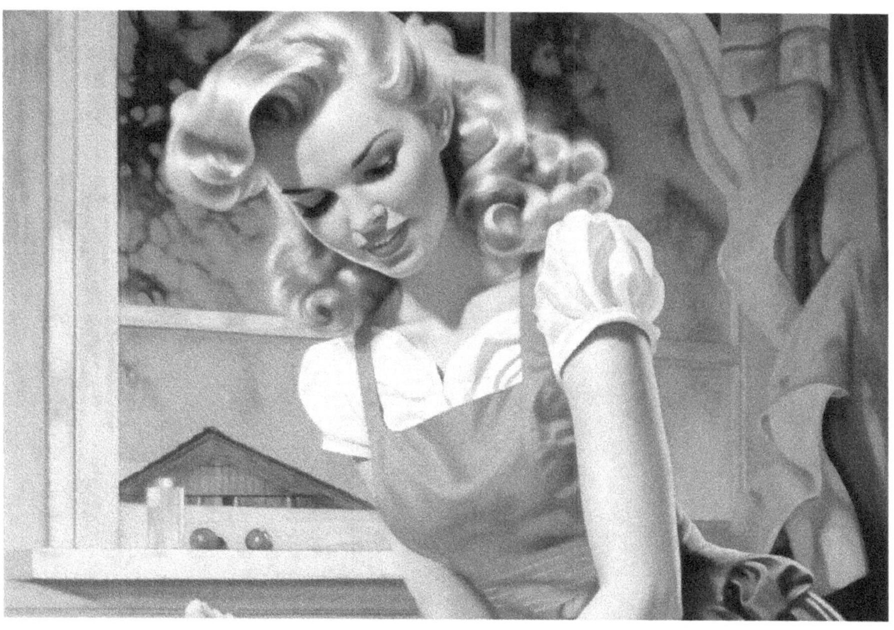

Tacos de Champiñones con Guacamole:

Ingredientes:
- Tortillas de maíz
- Champiñones, en láminas
- Cebolla roja, en rodajas
- Tomate, picado
- Guacamole casero
- Cilantro fresco, picado
- Limón (gajos)

Instrucciones:
1. Saltea champiñones y cebolla en una sartén.
2. Rellena tortillas con champiñones, tomate, guacamole y cilantro.
3. Exprime limón por encima y disfruta de estos tacos veganos.

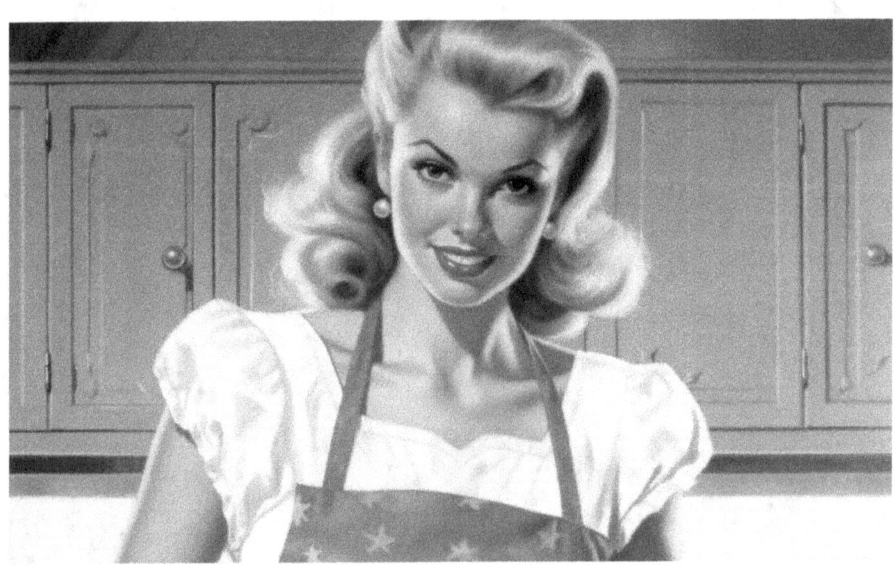

Batido de Mango y Coco:

Ingredientes:
- Mango, en trozos
- Leche de coco
- Yogur vegano
- Miel al gusto
- Hielo

Instrucciones:
1. Licúa mango, leche de coco, yogur vegano y miel con hielo.
2. Vierte en un vaso y disfruta de este batido tropical.

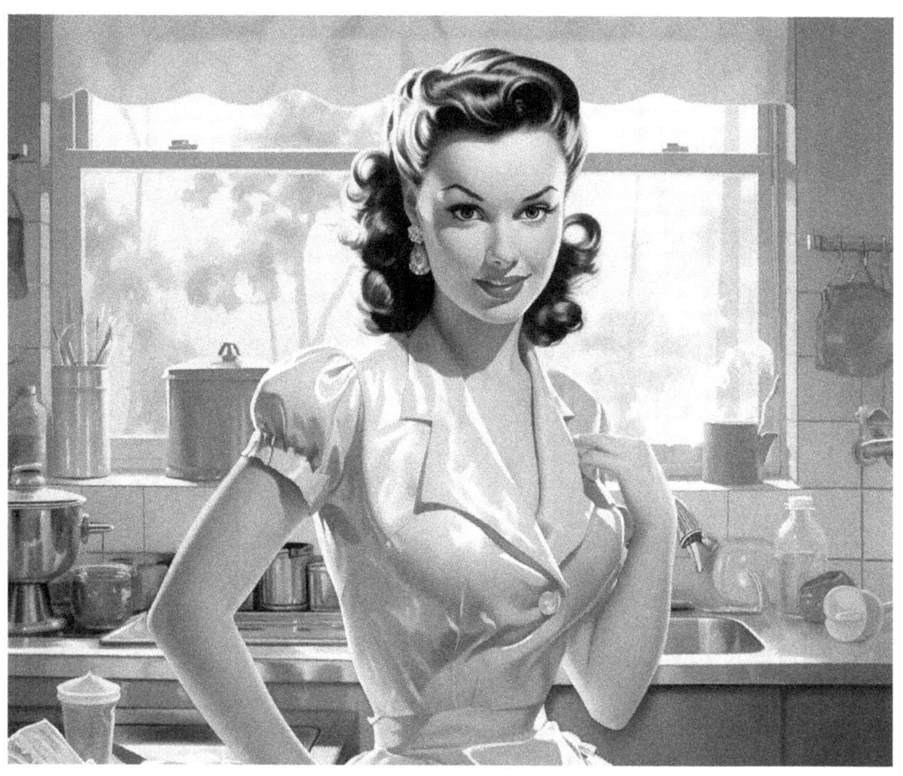

Bulgur con Vegetales y Hierbas Frescas:

Ingredientes:
- Bulgur cocido
- Brócoli, zanahorias y guisantes, cocidos
- Perejil y menta fresca, picados
- Aceite de oliva virgen extra
- Limón (jugo)
- Sal y pimienta al gusto

Instrucciones:
1. Mezcla bulgur, brócoli, zanahorias, guisantes y hierbas en un tazón.
2. Aliña con aceite de oliva, limón, sal y pimienta.
3. Remueve bien y sirve este plato saludable y lleno de sabores.

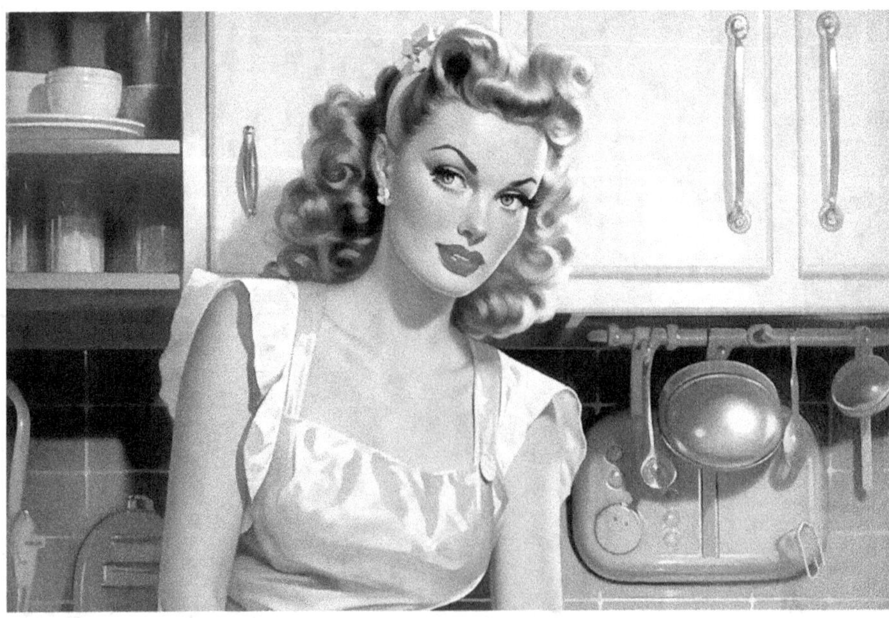

Rollitos de Nori con Vegetales y Salsa de Aguacate:

Ingredientes:
- Hojas de nori
- Pepino, zanahoria y aguacate, en tiras
- Tofu firme, en tiras
- Salsa de aguacate (aguacate, cilantro, limón, sal)

Instrucciones:
1. Coloca tiras de pepino, zanahoria, aguacate y tofu sobre una hoja de nori.
2. Agrega salsa de aguacate.
3. Enrolla cuidadosamente y corta en rodajas.

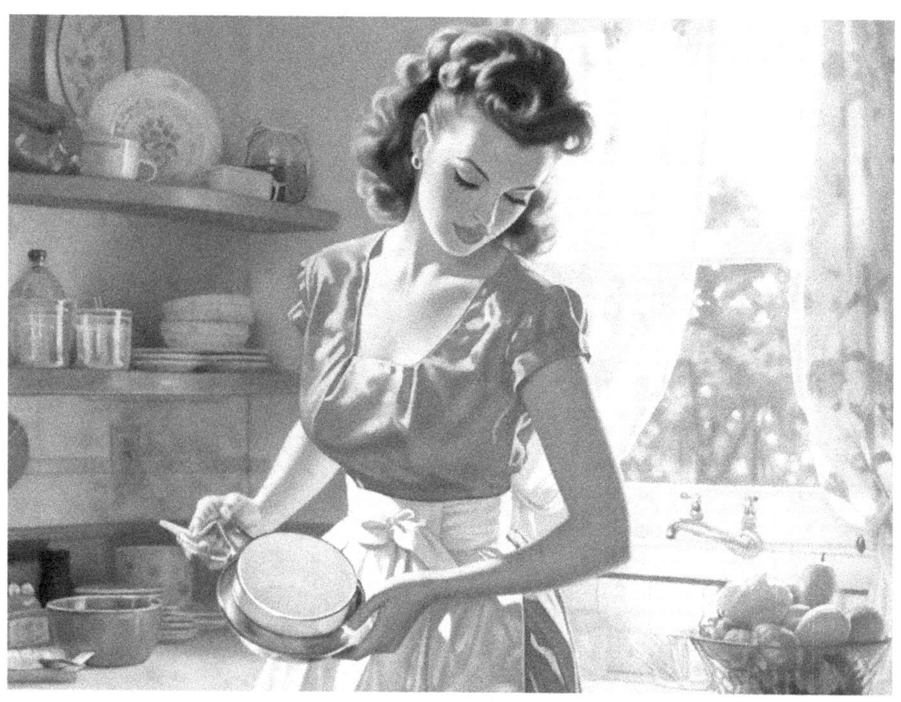

Crema de Calabaza con Leche de Almendras:

Ingredientes:
- Calabaza, en trozos
- Cebolla, picada
- Ajo, picado
- Caldo de verduras
- Leche de almendras
- Nuez moscada y pimienta al gusto

Instrucciones:
1. Saltea cebolla y ajo, luego añade calabaza y caldo de verduras.
2. Cocina hasta que la calabaza esté tierna, luego tritura.
3. Añade leche de almendras, nuez moscada y pimienta.

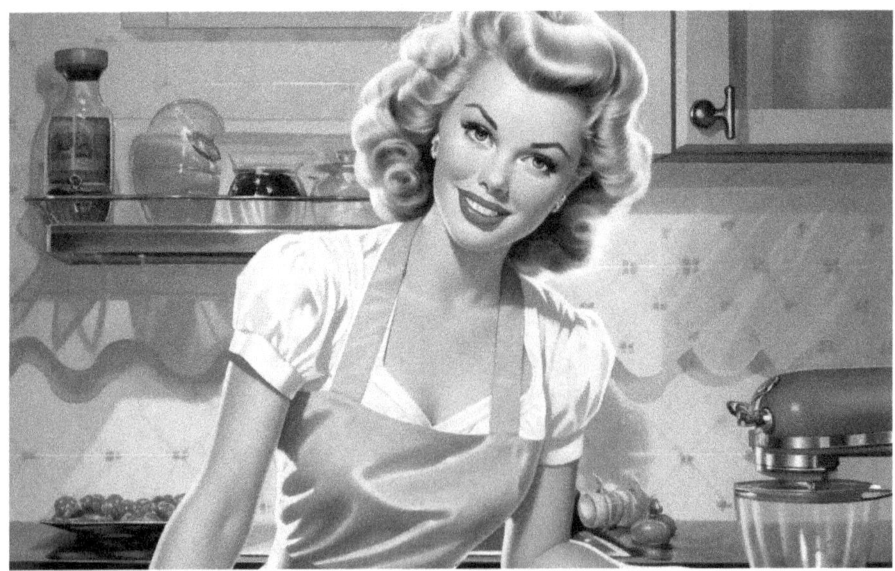

Tazón de Quinoa con Berros y Remolacha:

Ingredientes:
- Quinoa cocida
- Berros, lavados
- Remolacha cocida, en cubos
- Almendras tostadas, picadas
- Aderezo de tahini (tahini, limón, ajo, sal)

Instrucciones:
1. Mezcla quinoa, berros, remolacha y almendras en un tazón.
2. Prepara un aderezo de tahini y rocía sobre la mezcla.
3. Revuelve bien y disfruta de este tazón nutritivo.

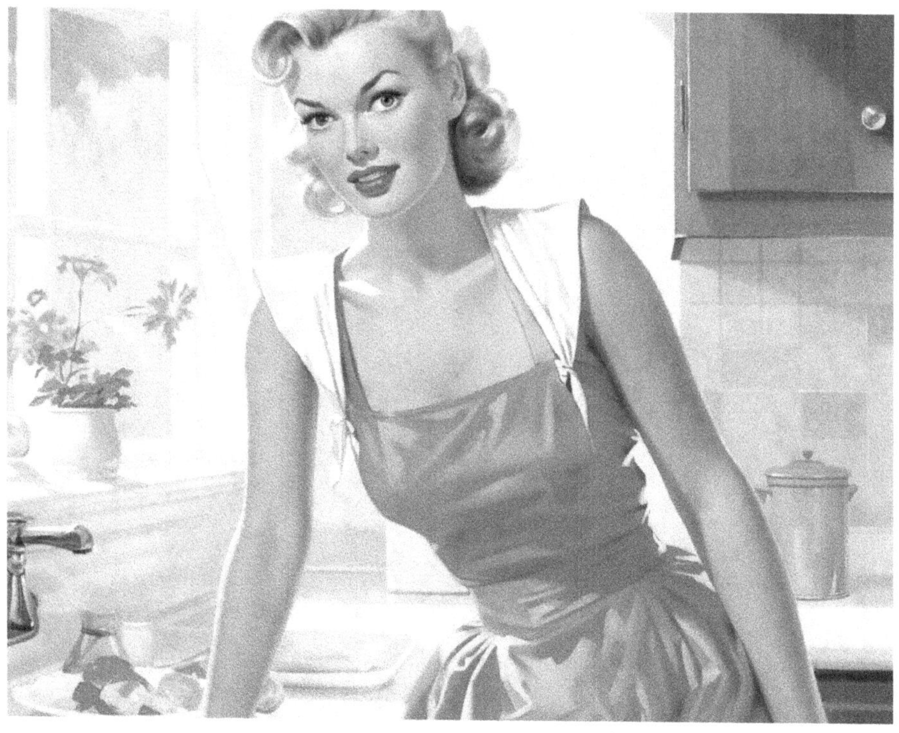

Ensalada de Espárragos con Huevo Poche:

Ingredientes:
- Espárragos, cocidos
- Huevo pochado
- Tomates cherry, cortados por la mitad
- Queso feta desmenuzado (opción vegana si es necesario)
- Aderezo de mostaza y miel

Instrucciones:
1. Coloca espárragos en un plato y decora con huevo pochado y tomates.
2. Espolvorea queso feta y aliña con aderezo de mostaza y miel.
3. Sirve esta ensalada elegante.

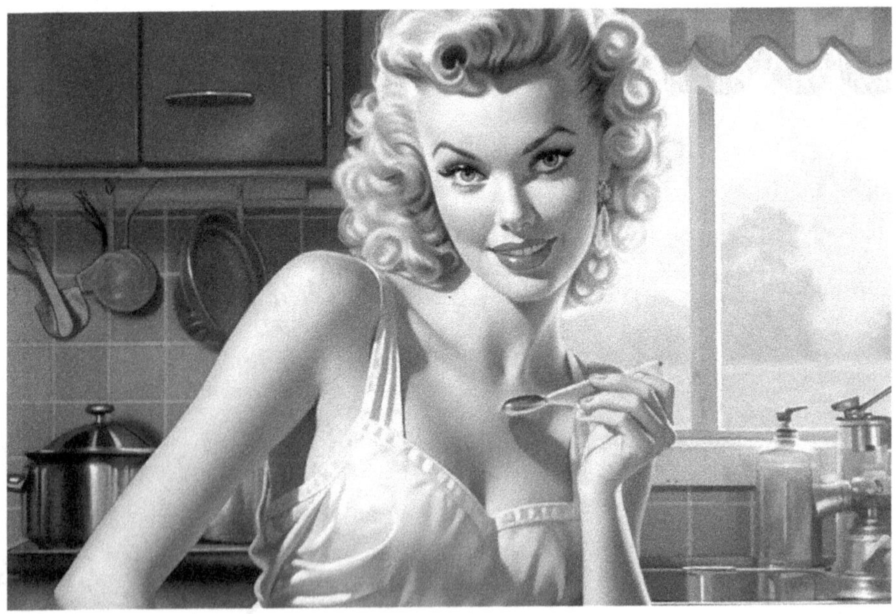

Té de Cúrcuma con Jengibre y Limón:

Ingredientes:
- Bolsas de té de cúrcuma
- Rodajas de jengibre fresco
- Rodajas de limón
- Miel al gusto
- Agua caliente

Instrucciones:
1. Infunde bolsas de té de cúrcuma con rodajas de jengibre y limón.
2. Endulza con miel al gusto.
3. Disfruta de este té antiinflamatorio y reconfortante.

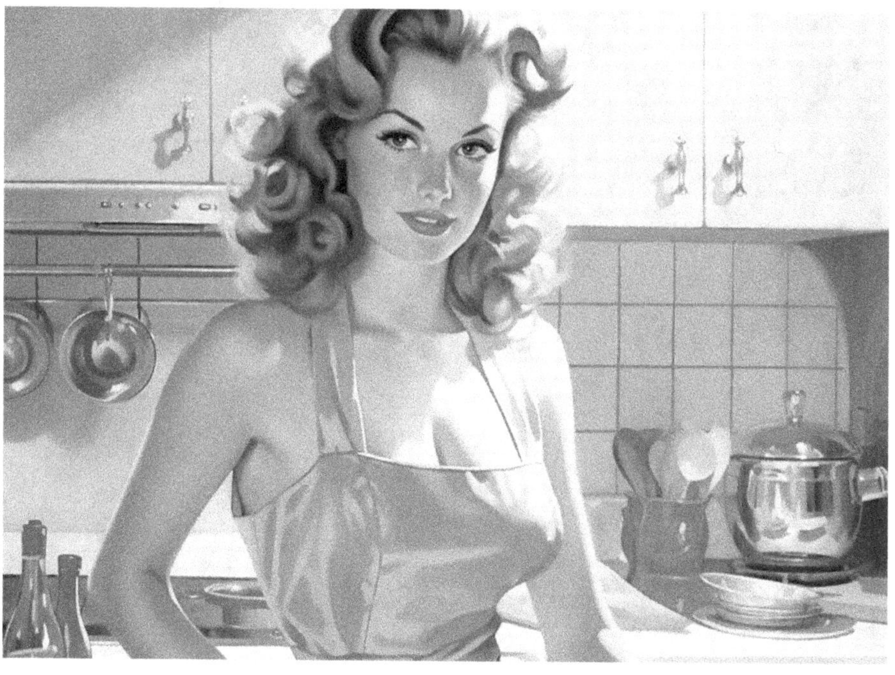

Rollitos de Lechuga con Mango y Aguacate:

Ingredientes:
- Hojas de lechuga
- Mango, en tiras
- Aguacate, en tiras
- Cilantro fresco, picado
- Salsa de soja baja en sodio

Instrucciones:
1. Coloca tiras de mango y aguacate en hojas de lechuga.
2. Espolvorea cilantro fresco y rocía con salsa de soja.
3. Enrolla los rollitos y disfruta de esta opción ligera.

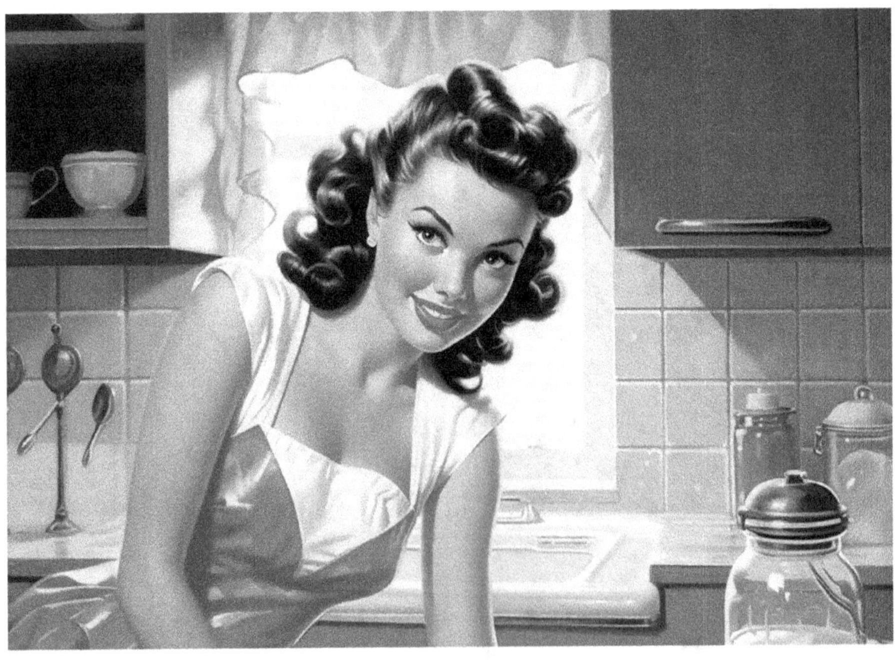

Hamburguesas de Garbanzos con Aguacate:

Ingredientes:
- Garbanzos cocidos
- Cebolla roja, picada
- Ajo, picado
- Comino en polvo
- Aguacate, machacado
- Pan integral para hamburguesas

Instrucciones:
1. Tritura garbanzos con cebolla, ajo y comino.
2. Forma hamburguesas y cocina.
3. Sirve en pan integral y cubre con aguacate.

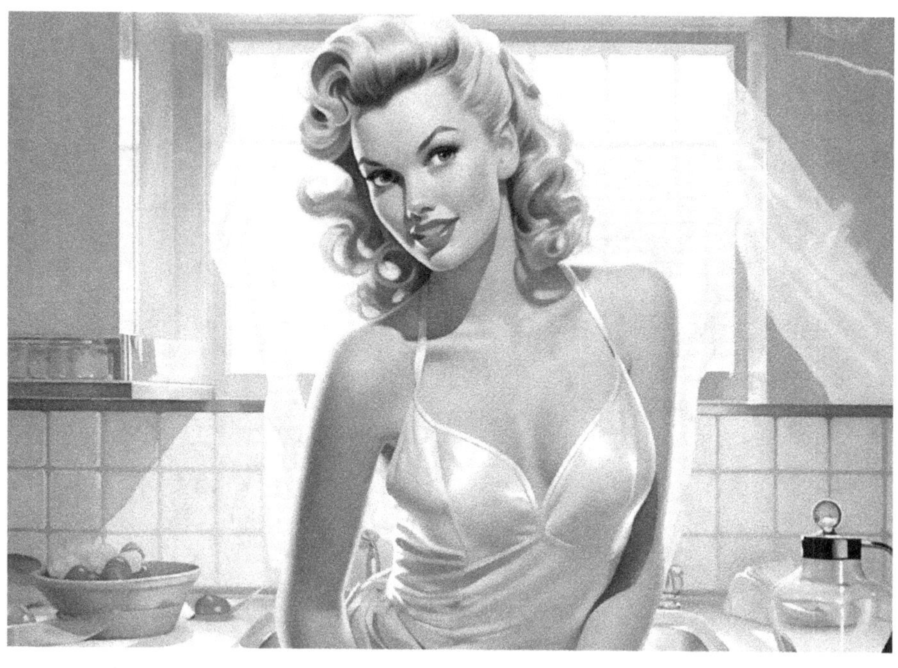

Ensalada de Melón y Pepino con Menta:

Ingredientes:
- Melón, en cubos
- Pepino, en rodajas
- Menta fresca, picada
- Queso feta desmenuzado (opción vegana si es necesario)
- Vinagreta de limón y menta

Instrucciones:
1. Combina melón, pepino, menta y queso feta en un tazón.
2. Aliña con vinagreta de limón y menta.
3. Mezcla suavemente y sirve esta refrescante ensalada.

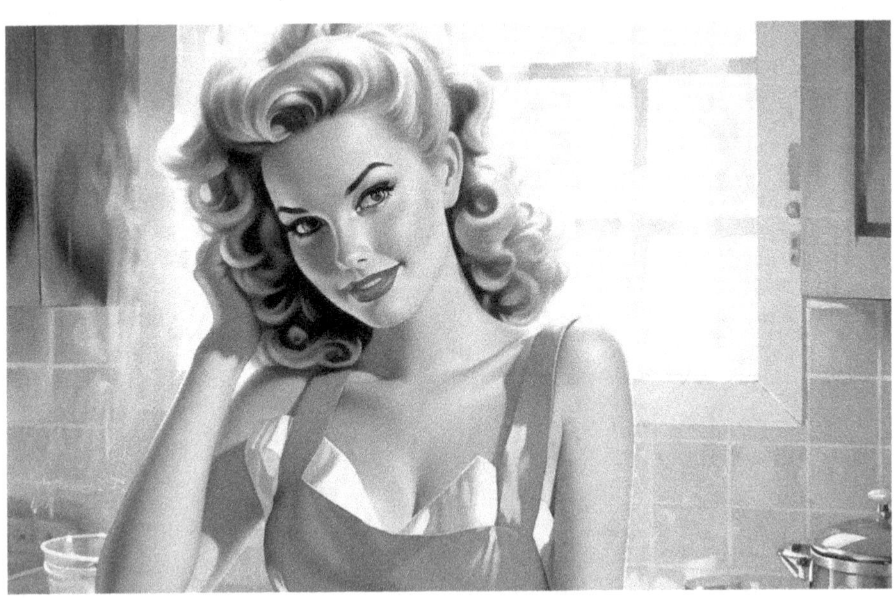

Sopa de Brócoli y Almendra:

Ingredientes:
- Brócoli, cocido
- Almendras tostadas
- Caldo de verduras
- Cebolla, picada
- Ajo, picado
- Leche de almendras
- Pimienta negra al gusto

Instrucciones:
1. Saltea cebolla y ajo, luego añade brócoli, almendras y caldo.
2. Tritura y agrega leche de almendras. Cocina hasta que esté caliente.
3. Añade pimienta negra al gusto y sirve.

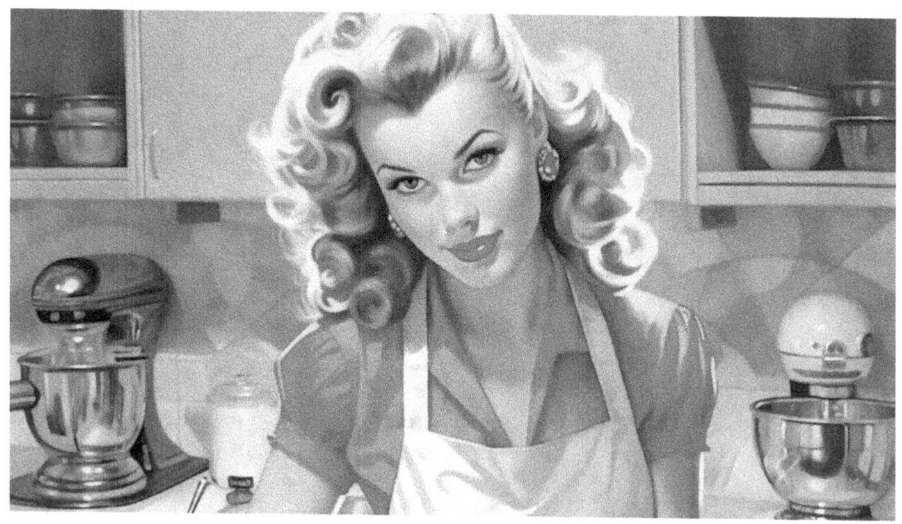

Tacos de Col Rizada y Champiñones:

Ingredientes:
- Tortillas de maíz
- Col rizada, salteada
- Champiñones, en láminas
- Aguacate, en rodajas
- Salsa picante al gusto

Instrucciones:
1. Rellena tortillas con col rizada, champiñones y aguacate.
2. Añade salsa picante al gusto.
3. Disfruta de estos tacos llenos de sabor.

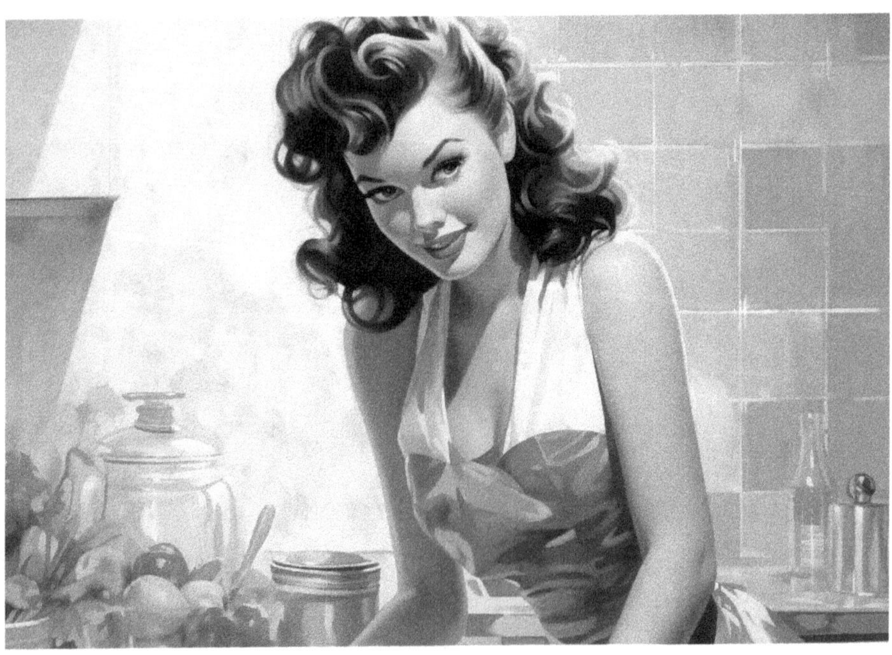

Espaguetis de Calabacín con Pesto de Albahaca:

Ingredientes:
- Calabacines, espiralizados
- Tomates cherry, cortados por la mitad
- Pesto de albahaca (albahaca, piñones, ajo, aceite de oliva, levadura nutricional)

Instrucciones:
1. Espiraliza calabacines para crear "espaguetis".
2. Combina los espaguetis de calabacín con tomates cherry.
3. Prepara un pesto de albahaca mezclando albahaca, piñones, ajo, aceite de oliva y levadura nutricional.
4. Mezcla los espaguetis con el pesto y sirve esta opción saludable y llena de sabor.

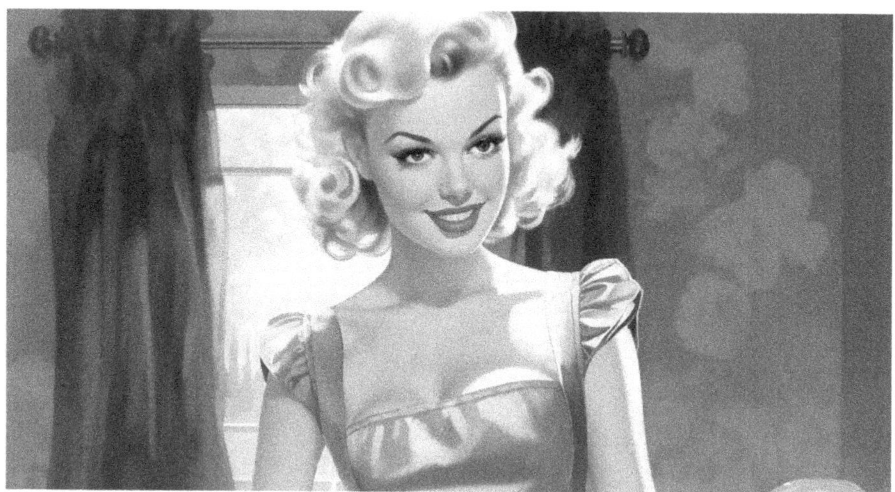

Ensalada de Lentejas y Vegetales Asados:

Ingredientes:
- Lentejas cocidas
- Calabacines, cortados en rodajas
- Pimientos de colores, en tiras
- Tomates cherry, cortados por la mitad
- Cebolla roja, en rodajas
- Albahaca fresca, picada
- Aderezo de limón y mostaza

Instrucciones:
1. Asa los calabacines, pimientos, tomates cherry y cebolla en el horno.
2. Mezcla lentejas cocidas con los vegetales asados en un tazón.
3. Espolvorea albahaca fresca por encima.
4. Aliña con un aderezo de limón y mostaza.
5. Revuelve suavemente y disfruta de esta ensalada nutritiva y llena de sabor.

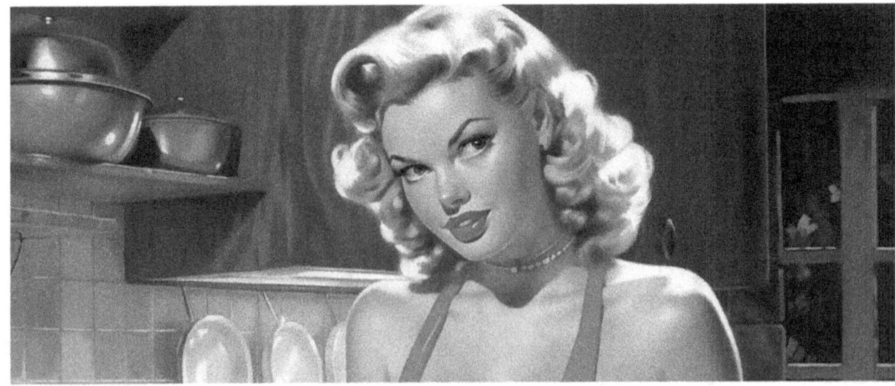

Encuentra nuestro Planificador de comidas en amazon kdp;
ASIN: B0CNN8B266